Beautiful Life

Beautiful Life

日本舒壓教育第一人
美野田啓二——著　邱香凝 譯

# 效果驚人！

脳が若返る歩き方

# 1:1逆齡步行法

最近是否感覺「腰、腿變得比以前衰弱、沒有力氣」了？

事實上，這就是大腦老化的證據！

## 小心，有以下症狀的人，你的大腦已開始老化、健康拉警報。

□ 地面稍微不平就會絆到腳。

□ 走路時經常被後面的人超越。

□ 站著穿鞋或穿襪時，身體總是搖搖晃晃、無法保持平衡。

□ 經常撞到小腳趾。

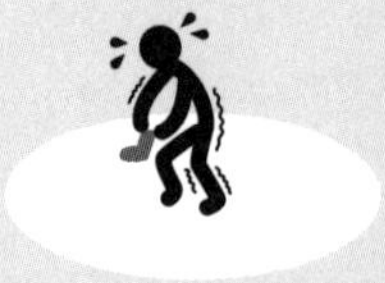

□ 坐在椅子上時，雙腿會不自覺張開。

□ 雙腳冰冷或水腫的情形變得比以前嚴重。

□ 站起來時，嘴裡會發出「呦咻」的吆喝聲。

□ 爬樓梯很吃力。

□ 明明只是小水窪，卻跳不過去。

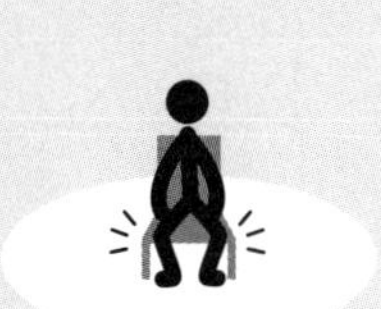

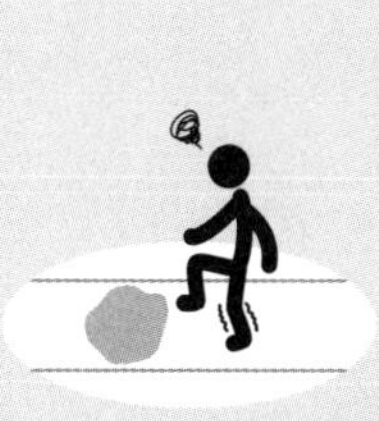

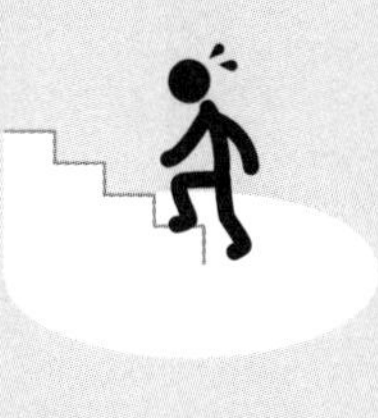

人體的雙腿和大腦是相通的。

人類隨著進化，使用雙腿直立行走的同時，
大腦也跟著發育進化。

嬰兒從出生到三歲左右，
學會用自己的雙腿站穩行走的這段期間，
是腦部成長幅度最大的時候。

只要鍛鍊為步行而生的腿部肌肉，
就能促進腦部活化。

那麼，該怎麼做才好呢？

答案就是「邁開大步的逆齡步行法」。

腿部肌肉會將刺激傳送到腦部，
使大腦重返年輕。

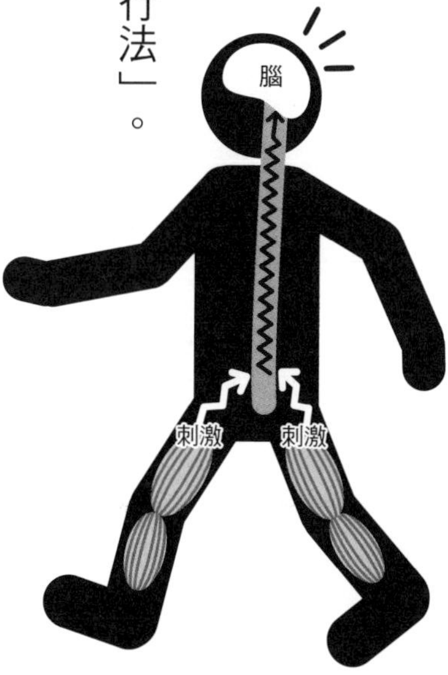

大腦重返年輕，身體和心靈也會重拾青春。

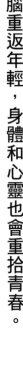

記憶力變好！

Powerful

腦筋動得更快！

改善肩頸
僵硬痠痛的毛病！

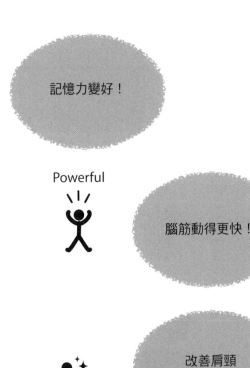

Beautiful

腸胃功能
變得更有活力。

大家一起來！即刻提醒自己「邁開步伐」走路吧！

不容易疲倦。

臉部緊實、不再鬆弛，
皺紋減少了！

Happy

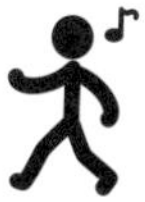

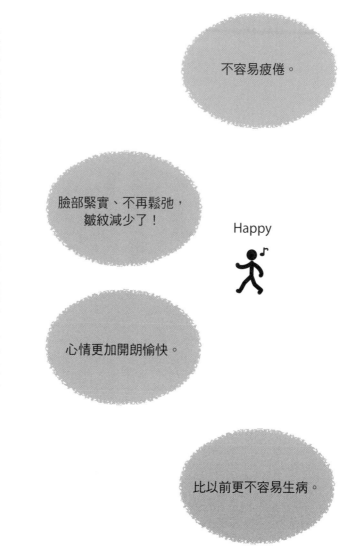

心情更加開朗愉快。

比以前更不容易生病。

【腦部老化測驗】

# 三大測試，一分鐘了解你的大腦是否退化？

大腦機能往往在我們無法發現的時候開始衰退。首先，請根據以下測試，檢查看看自己的大腦是否依然活力十足地運作中！

大腦活力度檢測 1

## 原地踏步

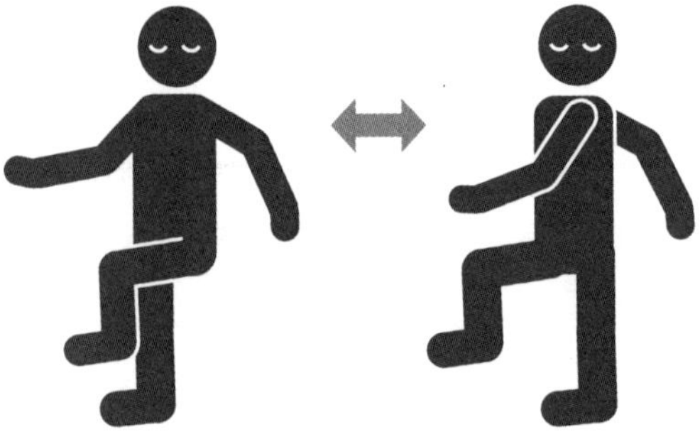

閉上眼睛，原地踏步一百下。
腳盡量提高，前後揮舞雙臂。

**檢測結果？**

睜開眼睛時，若發現自己位置往前或是身體轉向，這就證明大腦對身體的掌控力已經衰退。要是前進超過一公尺，或身體轉向大於四十五度，小心大腦已老化得相當嚴重。

## 大腦活力度檢測 2

# 雙手合十

①
立正站直、閉上雙眼。雙臂朝上高舉，雙掌在頭上合十。

②
坐在椅子上、閉上雙眼。一樣將雙手高舉在頭上，雙掌合十。

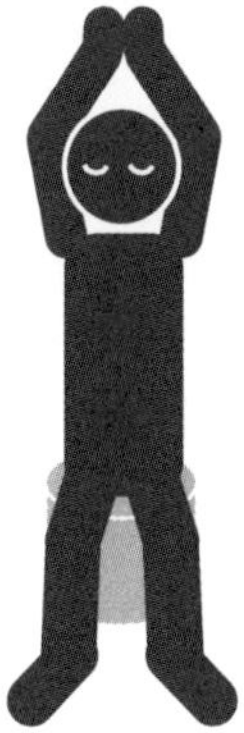

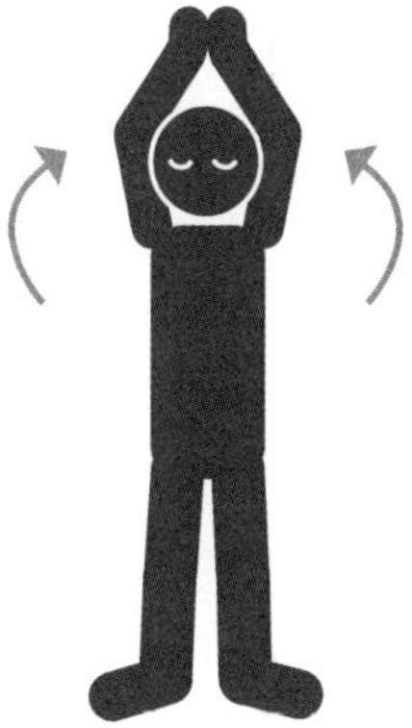

**檢測結果？**

進行①的動作時，若雙手手心無法對齊，就表示大腦已經老化。進行中如果手指第一節關節以上無法對齊，就需多加留意。
此外，即使②和①的結果不一樣，大腦運作能力也有可能已經退化。

大腦活力度檢測 **3**

# 金雞獨立測驗

①

閉上眼睛，測量自己能單腳站立幾秒。

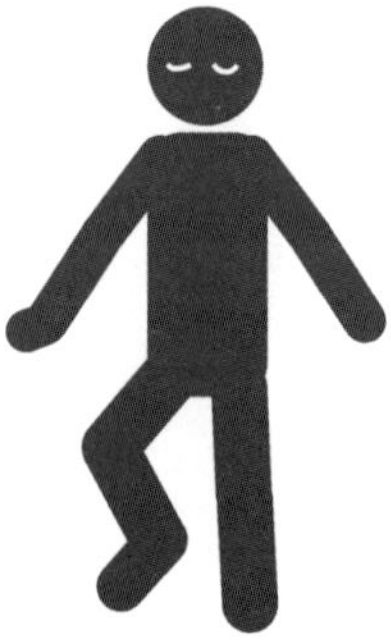

②

換腳測試，同樣以單腳站立並測量秒數。

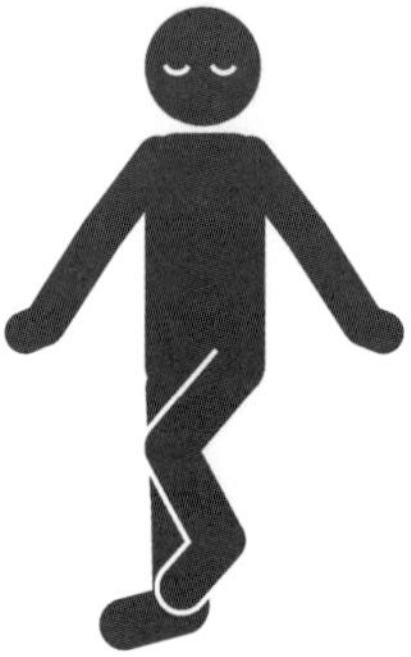

**注意！**

有些人可能因站不穩而跌倒，建議可站在桌邊或有扶手的家具旁，以便隨時有地方支撐身體。

大腦活力度檢測 3

## 出現這種情形**就出局！**

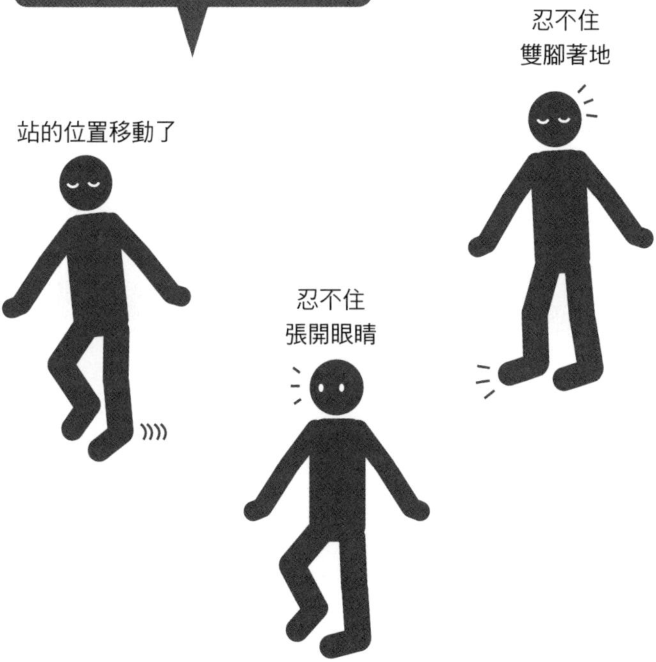
站的位置移動了
忍不住
張開眼睛
忍不住
雙腳著地

檢測結果？

請從①和②的測試結果中，取秒數較短的結果進行檢測。
不到四十歲者、站立不到三十秒；或四十歲以上者、站立不到二十秒，都代表大腦運作能力惡化。尤其是不到五十歲者，若檢測結果發現惡化時，請立即採取促進大腦活化的對策！

【前言】
# 大腦變年輕、身心逆齡的唯一祕密

我是BTU（Balance Therapy University）壓力紓解學校的創辦人。一提到紓解壓力，或許多數人聯想到的都是心理諮商等精神上的治療方法。的確，較少人知道的是，若能**同時從身體下手，更能發揮減壓效果**。

在眾多方法中，我向來都大力推薦學員們——邁開步伐、大步行走的方法。

我曾遇過一位女士因為深受嚴重的肩頸僵硬與失眠之苦，而前來我的學校上課。此外，她的孩子拒絕就學，也是她的煩惱來源之一。她總是擔心自己太鑽牛角尖的個性，會對兩個孩子帶來不良影響。

我一方面對她進行心理諮商和減壓療法，一方面建議她：「走路時，請隨時提醒自己邁開步伐。」經由我的建議與開導後，她努力培養邁開大步走路的習慣。

過了一個多月，兩個孩子這樣跟她說：「我們已經長大了，也想去看看媽媽常去上課的地方。」問孩子們為什麼這麼說，沒想到他們的答案是：「因為媽媽看起來總是精神奕奕，臉上的表情充滿活力。」、「因為媽媽經常在笑！」等回答。

這時她才發現，長年以來困擾自己的肩頸僵硬已經消失，晚上不僅容易入睡，睡眠品質也跟著變好。

當然，或許在她決定找我諮詢時，心境已經開始轉變。不過，她在日常生活中刻意改變的，其實只有走路的步伐而已。切實地實踐這個重點，身心就如同重獲新生般，變得朝氣十足。

除此之外，**許多學員自從刻意在日常生活中邁開大步走路後，我看過不少成功案例，有人臉上的法令紋和皺紋變淡了；有人則是長年的腰痛不藥而癒；而有些人早晨再也不會累得爬不起來了。**

這些外表和身體顯而易見的逆齡現象，就是大腦重返年輕的證據。因為，控制我們身體的正是大腦。

我每天都提醒自己，要邁開步伐、加快走路的速度。身為壓力紓解學校的創辦人、代表者，必須隨時隨地思考許多關於經營層面、工作同仁，以及學員們的相關事務。

每當感到自己思緒受阻，提不起勁時，我會一步一步、邁開大步行走。這麼一來，就能使心情變得開闊，思路有條有理，新的創意和想法往往就這麼浮現了。

這也是因為大腦有了活力，反應更靈敏，腦筋動得更快的緣故。

現代人日日忙碌，有許多無形的壓力，致使大腦疲倦、機能衰退。隨著年齡的增長，這個問題只會愈來愈嚴重。而且，說不定你的大腦已經發出抗議，只是多數人自己都沒發現。試著邁開大步走路，恢復腦部機能，你一定會發現，自己的大腦性能其實比想像中更優越。

我常說：「改變大腦，自己也會跟著改變。」請隨時提醒自己「邁開大步走路」，邂逅更美好的自己吧！

目錄

CONTENTS

# 效果驚人！1:1逆齡步行法

C O N T E N T S

# 目錄

CONTENTS

# 第3章

## 日本風行——1:1逆齡步行法，掌握黃金步伐與速度

正確走路＝功效加倍

## 第4章 不費力、簡單搭配升級健身操，立刻提高健走功效

## 第5章

# 日本第一、舒壓教育權威的大腦養生健康術

日常小祕訣＝健康大關鍵

第1章

腿部老化＝腦力衰退

# 別被你的椅子殺死！效果驚人，大腦逆齡的關鍵是……

# 從二十歲後，腰腿肌力開始退化

常聽人說：「老化從腿部開始。」經由我多年的授課及研究，這句話是真的。當年齡增長時，最令人對「老化」有感的，不正是腰、腿呈現的退化嗎？因為肌肉機能與平衡感都減弱了，無論或站或走、還是跑步，日益衰退的腰力和腿力，都令人愈來愈常感到自己「上了年紀」。

聽到我這麼說，或許很多人認為「還早啦」、「我還很年輕」……不過，真的是這樣嗎？事實上，**很多人的老化都是從三十幾、四十幾歲時開始的**。比方說，你是否有過以下這些經驗？

- 地面只是稍微凹凸不平，卻老是會絆到腳。
- 雖然沒有絆到腳，走路時腳底總是抬不高、不停摩擦地面。

- 經常撞到小腳趾。
- 覺得爬樓梯很吃力。
- 站著穿鞋或穿襪時，無法保持平衡、身體搖搖晃晃。
- 坐在椅子上時，雙腿會在不自覺張開。
- 明明是個小水窪，卻無法輕易跳過（要跳之前會猶豫一下）。
- 搭電車或公車時，站一下就覺得累。
- 站起來時，嘴裡忍不住發出「呦～咻」的吆喝聲。
- 雙腳冰冷或水腫的情形變得比以前嚴重。
- 走路時經常被後面的人超越。

以上都是腰腿開始老化的警訊，若是有任何一個情況都該有所警惕。

事實上，目前研究已知：**腰腿的衰退和身體其他機能相比，會在較年輕的階段開始**。

圖1：隨著年齡增長，下肢肌肉量的變化

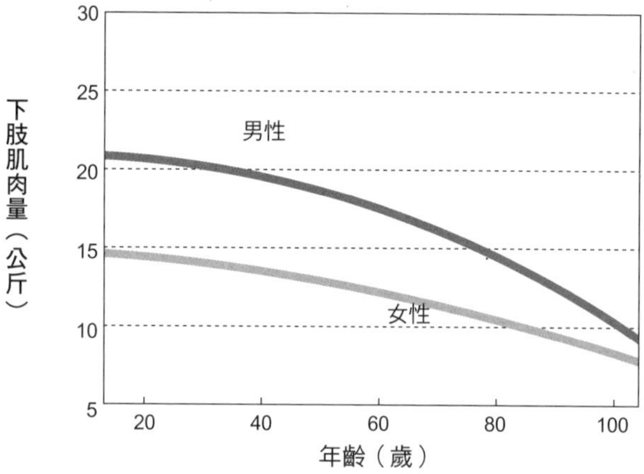


以十八歲以上的日本人為調查對象，研究隨著年齡增長、其肌肉量產生的變化。得到的數據結果指出，人體全身的平均肌肉量直到中年期都不會有太大的變化，相較之下，**下肢的肌肉卻以二十幾歲為高峰期，隨後便逐年遞減**（參見上圖1）。**尤其過了四十歲以後，下肢肌肉量更是急速減少**。

此外，將二十歲時與八十歲時的肌肉量拿來比較，減少比例最大的就是下肢的肌肉。男性約減少三

表 1：20 歲與 80 歲的推估肌肉量及減少率

| | | 上肢肌肉量（公斤） | 下肢肌肉量（公斤） | 軀幹肌肉量（公斤） | 全身肌肉量（公斤） |
|---|---|---|---|---|---|
| 男性 | 20 歲時 | 5.5 | 20.7 | 26.1 | 52.3 |
| | 80 歲時 | 4.6 | 14.3 | 24.6 | 43.5 |
| | 減少率（％） | 16.4 | 30.9 | 5.7 | 16.8 |
| 女性 | 20 歲時 | 3.3 | 14.4 | 18.6 | 36.3 |
| | 80 歲時 | 3.2 | 10.3 | 18.8 | 32.3 |
| | 減少率（％） | 3.0 | 28.5 | –1.0 | 11.0 |

（資料來源：〈日本人肌肉量隨年齡增長而呈現的特徵〉，
日本老年醫學會雜誌 Vol.47〔2010〕No.1 P.52 ～ 57）

〇・九％，女性約減少二八・五％（參見上表1）。腰及腿部的衰退從二十幾歲開始緩緩展開，甚至比身體其他部位的變化都來得大。因此，**腰腿的老化現象比身體其他部位更早、更容易發覺**。

事實上，不光是腿部肌力減弱的問題而已，肉眼無法看見的部分也同樣開始老化，這是我們必須一起思考的。因為，「腰腿肌力的衰退」就是「大腦老化」的徵兆。

# 不練「抗重力肌」，大腦機能一定衰退

為什麼說「腰腿肌衰退」和「腦部老化」有關呢？這是因為，大腦是控制我們心靈與身體的部位，掌控肌肉運動的當然也是大腦。從大腦發出訊號，指示肌肉收縮或擴張。

另一方面，同樣會有透過相同路徑、由肌肉傳送訊號給大腦的情形。肌肉將接收到的刺激傳遞給大腦，促進腦部活化並達到放鬆的效果。就像這樣，大腦和肌肉藉由傳送訊號給彼此，達到互相刺激的作用。可以說，腰腿的肌肉與大腦之間的關係是牽一髮而動全身。

關於上述肌肉與大腦的連結，只要回顧人類的進化歷史便可清楚了解。很久很久以前，人類的祖先也和其他動物一樣，以四肢行走。不過，進化過程中，人類逐漸演變為以雙足行走。進化的原因各有說法，像是某個說法是為了能夠一次搬運大量食材；或是認為為了看到更遠的地方……理由眾說紛紜，至今沒有明確的答案。

不管原因是什麼，當人類進化為無論何時都用雙腳行走後，身體同時產生了極大的變化。

雖然，黑猩猩和大猩猩有時候也會用雙腳行走，但世界上隨時隨地都用雙腳行走的動物，唯有人類而已。此外，我們行走時的姿勢不像類人猿（Simian）那樣身體往前傾，而是保持直立。

換句話說，人類的肌肉發達得足以抗拒重力、支撐骨骼，使人類維持直立並且採取雙腿行走的姿勢。與肌肉發達同時產生變化的，就是腦容量的大小。

三百五十萬年前，猿人的腦容量約為三七五西西；一百九十萬年前的直立人（Homo erectus）腦容量則被認為有七五〇西西。相對地，現代人的腦容量則有一五〇〇西西。

大腦容量的顯著成長，與腰腿肌肉的發達成正比。這可以解釋為，當肌肉發達到足以支撐人類以雙足步行時，同時帶給大腦前所未有的刺激，帶動腦部活性化。

此外，與肌肉及大腦發展情形類似的，就是孩子的成長過程。人類在身體不成熟的狀態下誕生，因此，嬰兒時期無法自行站立行走。

在「先會坐→再會爬→終於學會站起來走路」的成長過程中，大腦中心也逐漸以腦幹→大腦邊緣系統（Limbic system）→大腦新皮質的順序進化發達。人類從出生到三歲為止，是腦部急速成長的階段。相反地，到了乳幼兒階段，由於行動受到限制，對大腦的進化也會產生不良影響。

有一個說法是，讓還不會走路的嬰兒坐學步車（螃蟹車），等同剝奪孩子爬行的機會，骨骼與肌肉將無法充分受到鍛鍊。如此一來，孩子的智能發展有時可能會出現問題。

如上所述，學習並鍛鍊「直立雙足行走」的過程中，「肌肉的發達」與「大腦的發達」息息相關，牽一髮而動全身。

而為了支撐人類直立雙足行走而發達的肌肉，被稱為抗重力肌（Antigravity muscles，編按：對抗重力保持身體直立姿勢的作用肌）。**只要經常使用、鍛鍊抗重力肌，就能提升大腦機能**。

若抗重力肌不常運動，大腦機能就會衰退。反過來說，若大腦運作遲滯不良，抗重力肌的作用也會變差。

你可以試著回想，當你感到疲倦、身體狀況不好的時候，一定動不動就會想托腮；或是一坐下就不想動、一躺下就不想起來。這正是因為大腦沒有精神，導致抗重力肌也使不上力的緣故。

## 姿勢不良、久坐不站……隱藏的危機

人體的正面與背面，各有兩條左右對稱的抗重力肌支撐。抗重力肌正如其名，具有抵抗地球重力、保持姿勢挺直的作用。抗重力肌的部位如下（可參見三十六頁圖2）。

- 位於身體正面的抗重力肌：腹直肌（簡稱腹肌）、腰大肌、股四頭肌、脛前肌。

- 以及位於身體背面的抗重力肌：豎脊肌、臀大肌、股二頭肌、小腿三頭肌。

靠著這些肌肉時而伸展、時而收縮，取得彼此之間的平衡，我們才得以保持挺立的姿勢。換句話說，就算不做特殊運動，身體隨時仍有某條抗重力肌正維持在緊繃狀態中。

不過，抗重力肌也會老化，若缺乏有意識地加以鍛鍊，只會愈加衰退。尤其是當我們姿勢不良、久坐不站也不常走路時，抗重力肌就會衰退得更快、更厲害。

結果就是造成我們走路經常絆到腳，單腳站立時無法維持平衡等問題，但多數人卻不重視這樣的現象。不過，隱藏在背後更嚴重的是，**抗重**

圖 2：抗重力肌的部位

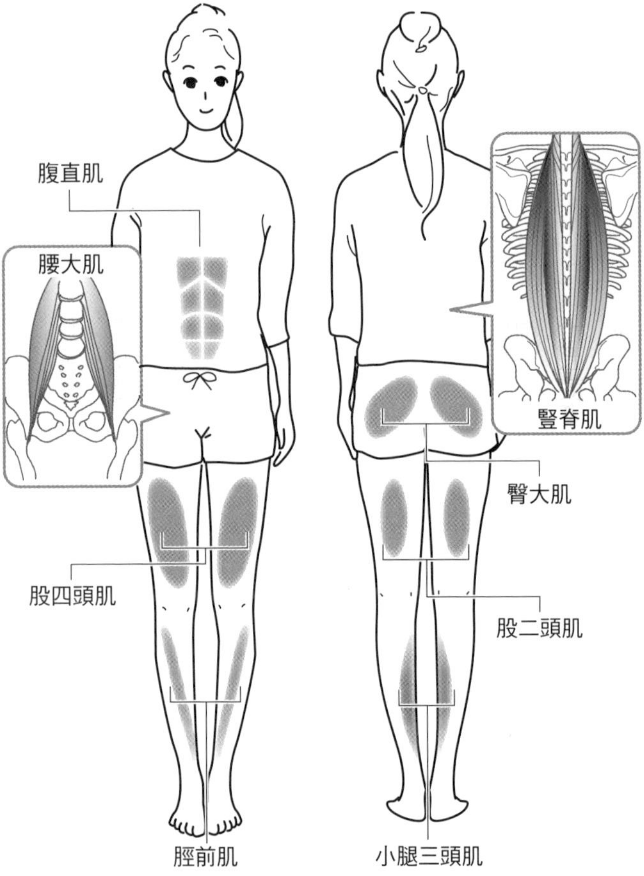
腹直肌
腰大肌
股四頭肌
脛前肌
豎脊肌
臀大肌
股二頭肌
小腿三頭肌

**力肌的衰退，還會對大腦造成不良影響。**

如前文所述，抗重力肌的發達與大腦的發達是息息相關的。一旦抗重力肌開始衰退，對大腦的刺激就會變少，最終形成大腦機能退化。結果就是——大腦無法順利控制身心、身體開始出現各種問題。

## 別被你的椅子殺死

我先以一份研究數據加以說明。澳洲雪梨大學的研究團隊，曾經分析超過二十二萬兩千名、年過四十五歲者的相關資料，調查他們「一天坐在椅子上的總時間」與「健康狀態」的關係。

結果發現，**將一天坐在椅子上的總時數未滿四小時，與超過十一小時的人對照，後者在三年內死亡的風險比前者高出四〇%**。即使是一天坐在椅子上八至十一小時的人，死亡風險也比未滿四小時者高出一五%。

此外，美國堪薩斯州立大學的研究團隊，則以六萬三千名、四十五到六十五歲的男性為對象，同樣調查了「一天坐下的時間總長」與「健康狀態」。

結果得知，相較於一天坐著未滿四小時的人，**一天坐超過四小時者罹患癌症、糖尿病、心臟疾病、高血壓等疾病的風險較高**。

光是看這些數據便能明白，坐在椅子上的時間愈長，等同於愈少使用抗重力肌的人，健康愈容易受到損害。同時可以想見，這也是造成大腦機能衰退的要素之一。

## 不用健身、打球，大腦重返年輕的方法是？

想要大腦運作更活躍，必須刻意提醒自己常去使用抗重力肌。簡單來說，就是養成多多運動抗重力肌的習慣。

大腦做出「運動」的指令後，會經由大腦→脊髓→神經→肌肉的路徑傳導。運動肌肉後，又會循相同路徑反過來刺激大腦。這樣的刺激具有促進大腦覺醒的作用，所以又稱為「覺醒訊號」。

運動身體能令腦袋清醒、感覺神清氣爽，是因為大腦接收了上述的覺醒訊號，進而活化大腦運作的緣故。不少人都有過這樣的經驗，早晨起床、或是工作疲倦時，只要大大地伸個懶腰，昏沉的頭腦就能變得比較清楚，重振精神。

其實，這就是背部或腹部的肌肉，正在對大腦傳送覺醒訊號的關係。

那麼，活化大腦運作最適合的運動是什麼呢？

一提到活動肌肉，大家最常想到的就是運動鍛鍊肌肉、健身做重量訓練吧？事實上，**鍛鍊肌肉對活化大腦運作的效果並不大**，文後我將深入說明。

此外，連結腦部與身體的神經迴路會愈鍛鍊愈粗。當神經迴路變得愈粗，從腦部下達的指令和從肌肉回傳給大腦的覺醒訊號，都能傳導得更快、更強。所以，反覆鍛鍊抗重力肌，給予腦部強烈的刺激，確實能夠引發活化大腦的能力。

可是，以鍛鍊肌肉為目的的重量訓練，對肌肉來說負擔太大，是很難長時間持續運動。因此，**能夠有效讓大腦重返年輕的運動，必須對肌肉**

**的負擔更輕，又能長時間反覆進行**。

而深蹲或仰臥起坐、鍛鍊背肌等運動，幾乎都是「只針對大腿肌肉」或「只針對腹部或背部肌肉」等部位，運動到的抗重力肌只是局部，並非有效率的做法。

不過，我也不建議靠打棒球、踢足球、打網球等運動來活動肌肉。一如第三十六頁圖2的說明，我們的身體是藉著左右兩條對稱的抗重力肌支撐，才取得平衡。

而上述運動在進行時，多半只使用單邊慣用手或慣用腳，我認為與其做這樣的運動，不如選擇能左右對稱運動肌肉的方式。

## 打坐——全身肌肉都用得到

自古以來便有一種鍛鍊精神（大腦）的方法，能夠滿足上述提及的所有條件，那就是打坐。或許你會想：「打坐只是坐著，哪稱得上運動！」事實上，並非如此。只要姿勢正確，打坐就是一種能用到抗重力肌的有效運動。

我會建議打坐時，在臀部下方墊一層較高的坐墊（使用打坐專用坐墊會更好），盤起雙腳，讓坐骨（Ischium）與雙膝取得三點平衡，牢牢支撐身體。

只要實際試看看，一定會感到腹部和背部、大腿的肌肉呈現緊繃。因此，許多人在體驗打坐時，即使只進行短短十五至二十分鐘，就會開始感到肌肉痠痛。換句話說，持續打坐能大量刺激抗重力肌，活化腦部的效能就值得期待了。

不過，想要學會高明的打坐方式，需要經過一定程度的禪修。若是運用肌肉的方法錯誤，就無法充分鍛鍊到抗重力肌。此外，身體長時間維持不動是很難受的事，一旦覺得麻煩而中途放棄，便失去意義了。但是若不常動用抗重力肌，肌肉連結大腦的神經迴路很快就會變細。

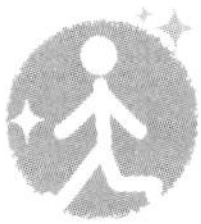

## 步行速度愈慢，罹患心血管疾病風險愈高？

那麼，想要有效鍛鍊抗重力肌和大腦，效果最好的運動是什麼呢？

答案是——走路。步行運動能左右均衡地牽動全身肌肉，並且長時間地持續進行。不過，若什麼都不想，只是拖拖拉拉地走路，還是無法運動到抗重力肌。所以，想要**運動到抗重力肌**，**重點在於步伐**，請邁開大步行走吧！

一旦跨大步伐，不只會使用到下半身的肌肉，連上半身肌肉都會獲得充分運動。如此一來，全身的抗重力肌都能獲得刺激。於是，抗重力肌對大腦傳送強烈的覺醒訊號，大腦就會愈來愈靈活（參見下頁圖3）。

此外，當我們一邁開大步走路，速度必然會加快，而走路速度一加快，抗重力肌就能充分受到鍛鍊。

針對走路速度對身體健康的影響，東京都健康長壽醫療中心研究所，曾分別以東京都小金井市和秋田縣南外村（現已更名為大仙市南外地

圖 3：步行就能促進大腦活化的理由

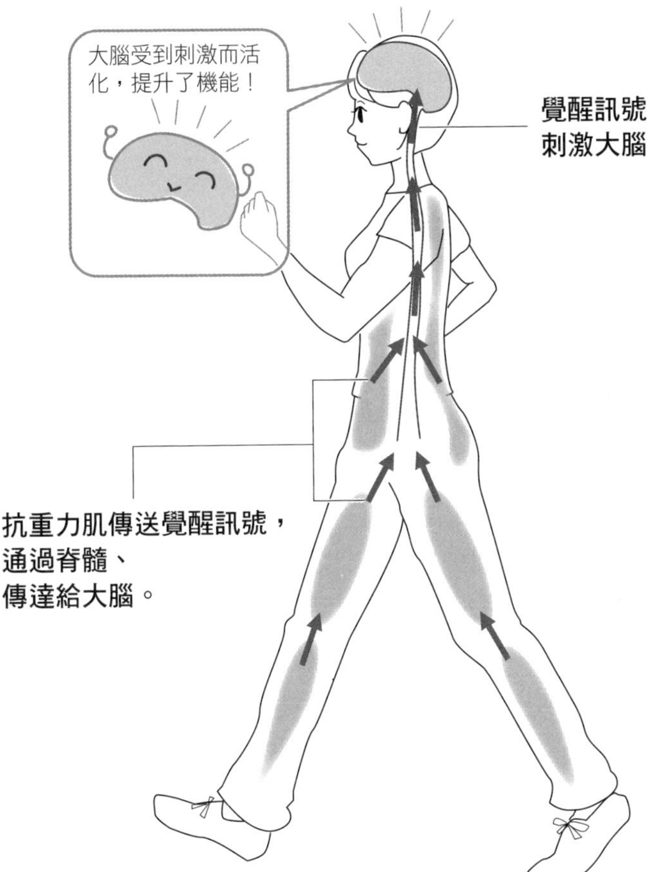
大腦受到刺激而活化，提升了機能！
覺醒訊號
刺激大腦
抗重力肌傳送覺醒訊號，
通過脊髓、
傳達給大腦。

區）、六十五歲以上居民為取樣對象，進行追蹤調查。結果發現，**步行速度愈慢的人，有愈早過世的風險，其中尤以罹患心血管疾病而過世的風險最高**。（參見下頁圖4）

美國波士頓醫療中心也曾針對兩千四百名、六十二歲人士進行其步行速度、握力與認知機能的檢查。

結果發現，**和步行速度較快的人相比，步行速度較緩慢者發生失智症狀的機率是前者的一・五倍**。

由以上兩項研究結果亦可得知，步行速度與大腦和身體的健康程度有很大的關係。

圖 4：步行速度如何影響生存率？

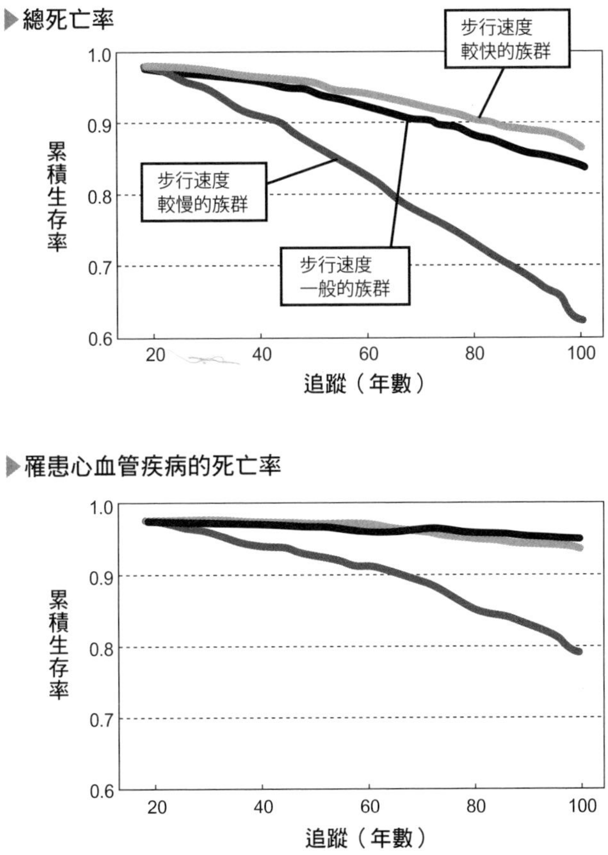
▶總死亡率
步行速度
較快的族群
步行速度
較慢的族群
步行速度
一般的族群
累積生存率
1.0
0.9
0.8
0.7
0.6
20
40
60
80
100
追蹤（年數）
▶罹患心血管疾病的死亡率
累積生存率
1.0
0.9
0.8
0.7
0.6
20
40
60
80
100
追蹤（年數）

（資料來源：東京都健康長壽醫療中心）

## 走得愈多，腦部逆齡血清素分泌愈多

步行，不只能讓抗重力肌對大腦傳送覺醒訊號，還能有效增加提振腦部活力的物質。該物質稱為血清素（Serotonin），是一種在腦內發揮作用的神經傳導物質，能有效刺激、促進腦部覺醒的機能，具有令人神清氣爽的作用。

相反地，當體內血清素不足時，人們很容易陷入焦慮煩躁、沮喪灰心等不安的情緒中，心情容易變得消極，做事提不起幹勁。

現代人在不規律的生活作息、背負許多壓力的情況下，往往容易發生血清素不足的現象。想增加腦部運作不可或缺的血清素，最有效的方法就是——以一定的節奏來運動身體。簡單來說，走路就可以達到促進血清素分泌的效果。

若是想利用步行運動促進血清素分泌，我建議可以稍微加快腳步。其中最令人高興的是，當血清素增加了，抗重力肌就會得到強化，隨之而來的好處就是活化腦部功能。

## 腦部血流量提升十倍！

一年三百六十五天、一天二十四小時，大腦全年無休地為我們工作，是全身上下需要最多氧氣的器官。腦部重量大約只有一・四公斤，但大腦消耗的氧氣卻占了全身耗氧量的二五％左右。

若什麼運動都不做，心肺功能將會隨著年齡增長而逐年衰弱，身體吸收氧氣的力量也會跟著衰退。換句話說，送往腦部的氧氣會愈來愈少。事實上，隨著年齡增長，腦部運作能力衰退的原因之一，就是氧氣不足。

反過來說，只要運送大量的氧氣到腦部，就能提升大腦機能。而想要運送大量氧氣，最有效的方法就是有氧運動。其中，**尤以邁開大步走路的步行運動，最適合沒有運動習慣的人，隨時隨地都能開始**，想要長時間維持並不困難。

只要養成步行習慣，持續有氧運動，就能提高心肺功能，增加腦部攝取的氧氣量。此外，邁開大步行走時，流向大腦的血流量會增加十倍，為大腦運來大量氧氣。大腦獲得充分的氧氣供給，就能精神奕奕地為我們工作了。

第2章

活化腦部＝身心逆齡

# 老化從腿部開始！加大步伐，根除上班族的大小毛病

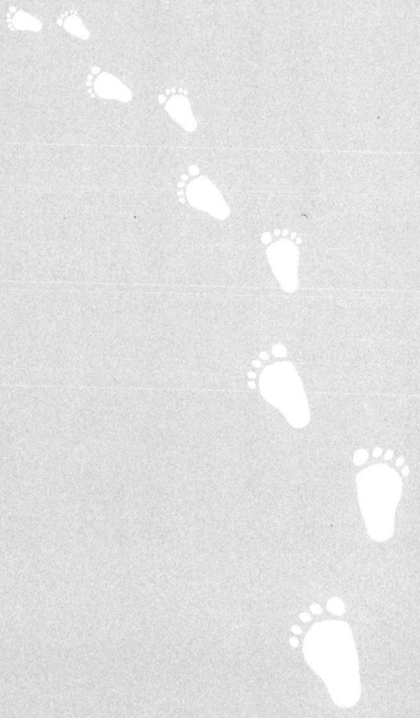

## 控制免疫、自律神經及荷爾蒙的中樞

我在前文已經提過，邁開大步走路，肌肉會對大腦傳送覺醒訊號，促進腦部機能活化。那麼具體而言，腦部活性化會表現在哪些地方呢？

一旦大腦運作情形變好，不但記憶力提高，也更容易浮現嶄新的想法和創意。換句話說，活化大腦的效果就是「腦筋動得更快了」，不過好處還不只這些。一如大家所知，人類的身心皆由大腦掌控。因此，大腦活化的效果，將會體現在身體和心靈各方面。

首先，我們簡單了解一下大腦的構造，大致可分成三層。靠近頸部的基礎部分是「腦幹」，再往上是「大腦邊緣系統」和「大腦新皮質」（可參見下頁圖5）。

圖 5：大腦構造與其作用

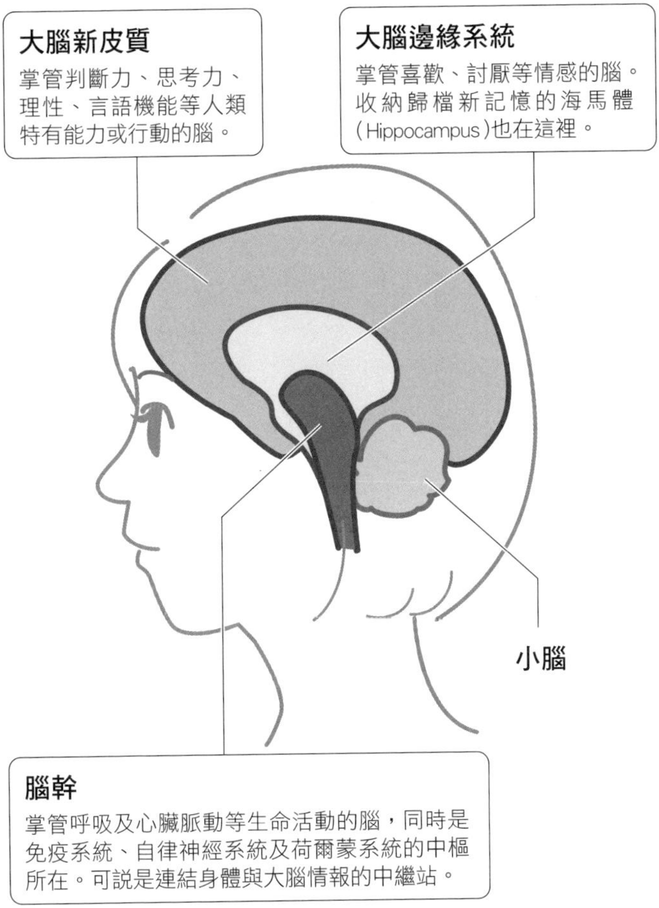
大腦新皮質
掌管判斷力、思考力、理性、言語機能等人類特有能力或行動的腦。
大腦邊緣系統
掌管喜歡、討厭等情感的腦。收納歸檔新記憶的海馬體（Hippocampus）也在這裡。
小腦
腦幹
掌管呼吸及心臟脈動等生命活動的腦，同時是免疫系統、自律神經系統及荷爾蒙系統的中樞所在。可說是連結身體與大腦情報的中繼站。

人類進化過程中，大腦是從腦幹向外側逐步進化而成。不過，也有這樣的說法：腦幹對應的是「爬蟲類的腦」（Lizard Brain）；邊緣系統對應的是「古生哺乳類的腦」（Paleomammalian brain），新皮質對應的則是「高等哺乳類的腦」（Neomammalian brain）。

掌管呼吸及心臟脈動等生命活動的腦幹，同時是免疫系統、自律神經系統及荷爾蒙系統的中樞所在。可說是連結身體與大腦情報的中繼站。

正如上面提到的對應稱呼，腦幹在爬蟲類、兩棲類和魚類身上也看得到，而腦幹的作用在於維持生命，是自律神經系統、荷爾蒙系統和免疫系統的中樞，眾多神經由此進出。

腦幹主要的作用如下：

- 掌管內臟的運作及呼吸；

- 控制荷爾蒙的分泌情形；
- 維持並管理自然治癒力（免疫力）；
- 控制血壓及體溫；
- 保持肢體平衡與身體姿勢；
- 調整睡眠、清醒、食慾；
- 管理除了嗅覺之外的視覺、聽覺、味覺、觸覺等感覺情報傳遞。

由此可知，腦幹是動物在維持生命時，用來主掌所有身體機能的部分。我們可以藉由「腦死」與「持續性植物狀態」（Persistent vegetative state，這類病患俗稱為植物人）的相異之處，進一步理解腦幹。

「腦死」指的是腦部所有機能一律停止的狀態；「持續性植物狀態」則是只剩下腦幹保持運作的狀態。一旦腦死，心肺機能都會隨之停止，身體無法自行呼吸。另一方面，植物狀態雖然無法自己行動或說話，但在大多數情形下，心臟、脈搏與呼吸都是正常的。

此外，腦幹還有幫助人類適應寒暑變化或壓力等外部環境，保持身體健康的作用。這種作用又被稱為「恆定狀態」（Homeostatic，亦叫體內平衡）。

舉例來說，氣溫一升高，身體就會出汗排熱，以降低體溫的方式因應；氣溫一降低，身體又會藉著肌肉收縮、顫抖提高體溫，將身體保持在適當的溫度。這些都是腦幹「恆定狀態」所發揮的作用。

恆定狀態的作用還包括以飽足感或飢餓感控制食慾，促進胰島素分泌、調節血糖值等。

如上所述，支撐起人體生命與身體健康的腦幹，可說是連結身體與大腦的中繼站，必須負起將大腦情報傳遞給身體，以及把來自身體的情報傳遞回大腦的責任。換句話說，最早由抗重力肌接收覺醒訊號的就是——腦幹。

只要邁開大步走路，訊號會透過脊髓傳送給腦幹，它的運作會更有效率。由於腦幹會將覺醒訊號繼續傳遞到大腦邊緣系統及大腦新皮質，連帶地，這兩者的機能也會因此提升。這麼一來，必能加強整體健康。

## 和健康、記憶力密不可分的是……

相對於「掌管生存條件」的腦幹，位於腦幹上的大腦則被認為是「掌管人類特有生命狀態」（像是語言、思考等）的腦。而大腦邊緣系統掌管的是感情與記憶。

無論是歡喜、悲傷、憤怒、恐懼、不安等下意識情感，或是愉快、不愉快等情緒，都由大腦邊緣系統產生。此外，「因恐懼而逃離」或「因不愉快而攻擊」等伴隨感情而來的本能行動，同樣和大腦邊緣系統有關。

此外，負責歸檔管理新進記憶的海馬體（Hippocampus，又稱海馬迴），也位於大腦邊緣系統。當天發生的事或剛學習到的知識，都會暫存於海馬體，等待整理過後，轉而儲存於大腦新皮質。因此，當海馬體的運作能力低落時，記憶力就會衰退，人也容易變得健忘。

另一方面，大腦新皮質則被稱為「為思考而存在的腦」或「理性之腦」。思考各種事物，創造新的想法創意，編織語言、控制情感等……人類特有的行動都在大腦新皮質掌管之下。

大腦新皮質負責辨識視覺、聽覺等從全身傳送而來的情報資訊，再對身體下達相關必要的指令。以及儲存重要記憶，在需要時取出運用，一樣屬於大腦新皮質的功能。

以上就是大腦的主要作用，除此之外，腦部還包括腦幹附近的小腦部分。掌管運動機能的小腦，仍必須透過腦幹和身體交換情報。

## 調節自律神經、改善胃腸等內臟運作

在了解腦部的機能與作用後，想必大家已經明白：唯有大腦健康，身體和心靈才會健康。那麼，接下來要介紹的是，當我們邁開步伐、大步行走時，身體和心靈會產生怎樣的具體變化。

首先，一旦提高腦幹運作機能，便能協調平衡自律神經，內臟的運作就會順利。

自律神經由腦幹上方的下視丘控制。不規律的生活作息、太過激烈的節食減肥、精神壓力、女性荷爾蒙的紊亂等，都是造成自律神經失調的因素。工作忙碌、壓力又大的現代人，自律神經總在不知不覺中失調，導致內臟運作變差。

其中最明顯的就是腸胃狀態。相信有不少人在面對工作失誤，或是煩惱人際關係相處時，都曾有過胃痛或食慾不振的經驗。事實上，這就是自律神經失調所造成。

再者，即使沒有太大的精神壓力，當腦部逐漸老化，自律神經的運作也會跟著惡化，連帶地腸胃狀況自然就會變差。隨著年齡增長，相信許多人在飯後發生胃脹氣或胃食道逆流的情形增多了，或是比從前更容易便祕和腹瀉。

然而，因壓力或年歲增長而造成的機能衰退，可不只限於腸胃。舉例來說，會有頻尿、容易酒醉等狀況……腎臟、肝臟、心臟、子宮等內臟部位都可能出現問題。

養成邁開大步走路的習慣，對於預防或改善上述內臟機能衰退，具有值得期待的效果。

## 減輕肩頸僵硬與腰痛

據統計，目前有肩頸僵硬和腰痛煩惱的人數非常多，可說是現代人的通病。

根據二〇一〇年、日本厚生勞動省（編按：日本負責醫療衛生、社會保障等事務的政府部門。同臺灣的衛福部）國民生活基礎調查，在對疾病或受傷有自覺症狀的人之中，罹患肩頸僵硬和腰痛毛病的比例最高（可參見第六十五頁圖6）。

此外，在二〇一三年春天、根據厚生勞動省研究小組發表的調查結果中得知，日本境內的腰痛患者人數高達兩千八百萬人之多。從這份調查結果中還可看出，四十幾歲到六十幾歲的日本國民中，有腰痛煩惱的人就占了高達四成（編按：據中央健保署統計，國人平均五人就有一人有肩頸腰背痠痛的困擾）。

既然有這麼多人受肩頸僵硬和腰痛所苦，以下我將為大家釐清引發這些症狀的要素到底是什麼。

由最近的研究發現，幾乎所有肩頸僵硬或腰痛的患者，即使接受醫師診斷或檢查仍找不到原因，也就是屬於「非特異性」症狀。實際上，以腰痛來說，有八五％的腰痛患者都屬於找不出特定原因的非特異性腰痛。

即使透過磁振造影檢查（ＭＲＩ）或照射Ｘ光檢查，可以看見脊椎骨節之間有擠壓或歪斜的情形，但無法斷定那就是腰痛的原因。因此，有些腰痛病患不管怎麼治療都無法得到改善。

**這些不明原因的腰痛或肩頸僵硬，多半和壓力帶來的腦機能衰退有**

**關**。而人在承受精神壓力時，腦部也會受到損傷。這麼一來，將會導致自律神經紊亂、肌肉僵硬、血液循環惡化等症狀。這就如同某些人只要在眾人面前一感到緊張，身體就會僵硬、不聽使喚是一樣的道理。

這種狀態若持續下去，就會引起肩頸僵硬和腰痛的問題。此外，當腦部機能衰退時，就連抑制痛覺的腦內物質分泌都會隨之減少，據說這也是肩頸僵硬及腰痛的成因之一。這種情形導致肩頸與腰部的疼痛感加重，較不容易痊癒。

像這類肩頸僵硬、腰痛症狀，躺著休養反而容易惡化。想要減緩疼痛，最重要的是消除造成疼痛的精神壓力，同時養成邁開大步走路的習慣，讓腦部恢復活力。

圖 6：有自覺症狀者的前五大症狀

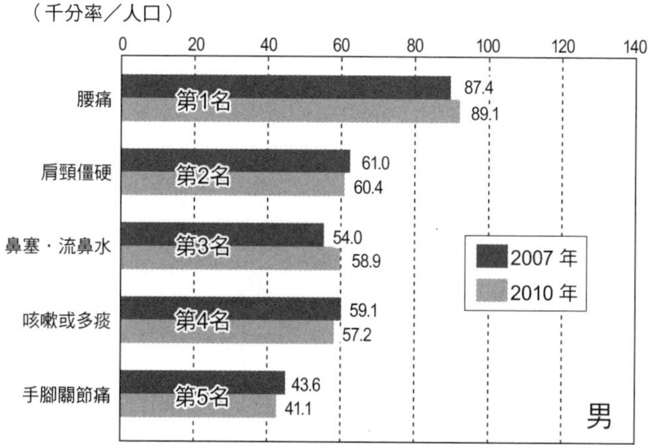
（千分率／人口）
0
20
40
60
80
100
120
140
腰痛
第1名
87.4
89.1
肩頸僵硬
第2名
61.0
60.4
鼻塞・流鼻水
第3名
54.0
58.9
咳嗽或多痰
第4名
59.1
57.2
手腳關節痛
第5名
43.6
41.1
2007 年
2010 年
男

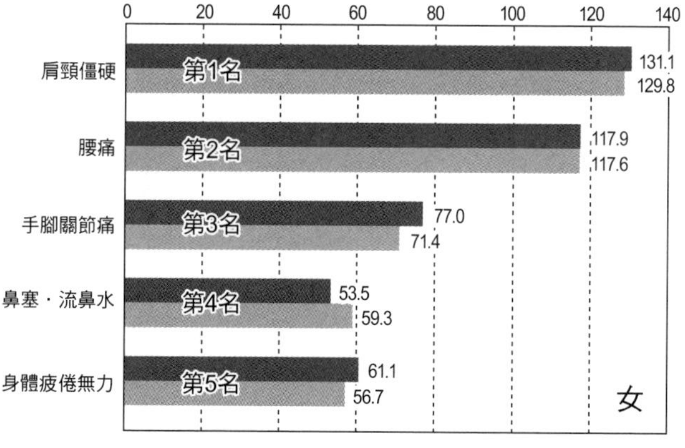
0
20
40
60
80
100
120
140
肩頸僵硬
第1名
131.1
129.8
腰痛
第2名
117.9
117.6
手腳關節痛
第3名
77.0
71.4
鼻塞・流鼻水
第4名
53.5
59.3
身體疲倦無力
第5名
61.1
56.7
女

（資料來源：2010 年日本厚生勞動省國民生活基礎調查）

## 改善頭痛、易倦與四肢冰冷

自律神經失調引起的症狀，除了有食慾不振、便祕、腹瀉等內臟問題外，還有肩頸僵硬、腰痛等毛病。

事實上，還不只這些，自律神經失調可能引發各種症狀。比方說，在身體沒有異常或生病的狀況下，卻出現下列症狀：

- 容易疲倦，且疲勞不易消除。
- 即使是夏天，手腳仍感覺冰冷。
- 臉容易突然泛紅，異常盜汗。
- 暈眩、耳鳴、頭痛。
- 明明沒有運動，卻覺得心跳加速，喘不過氣。

- 起身時容易頭昏腦脹，眼冒金星。
- 容易口乾舌燥。
- 總覺得喉頭有異物阻塞感。
- 明明沒有感冒卻一直咳嗽。
- 毫無理由地心浮氣躁，或心情低落、莫名流淚。
- 不容易入睡，淺眠。

以上若出現任何一樣症狀，且已持續很長一段時間，就表示自律神經可能已經失調。由於自律神經失調的症狀有時會轉變，有時又會莫名消失，所以很多人都沒發現自己早已患了自律神經失調症。

## 想不出點子？走路提高思考力

加快速度走路，可刺激並活化大腦新皮質前額葉，有助提高思考力。大腦中的前額葉被稱為「腦中之腦」，不僅新的創意點子由此誕生，處理事物時也靠它集中注意力。

此外，過去學會的知識與技術，同樣依賴大腦前額葉的運作才得到活用。我們常說：「頭腦好的人」，都是前額葉特別發達者。比方說，思考渙散，歸納不出結論，或是不管怎麼想都想不出解決辦法時，可以試著到外面走一走，頭腦就會恢復清醒，靈光乍現。

或許正因為這樣，蘇格拉底、柏拉圖、康德、尼采等……許多哲學家都有散步的習慣。日本京都著名的散步小徑——哲學之道，就是因哲學家、京都大學教授西田幾多郎，經常在此散步、沉浸於思考中而得名。

偉大先人們的經驗也讓我們理解，走路這件事，對大腦是會產生影響的。

## 零退化，還能讓記憶力變好

「老是記不住別人的名字」、「外出購物時，總會忘掉幾件該買的東西」……等，隨著年齡增長，忍不住發現自己記性變差，甚至變得相當健忘。不過，沒必要認為「因為年紀大了」就輕易放棄。只要養成步行的習慣，藉此鍛鍊大腦，就能阻止記憶力繼續衰退惡化。

實際上，美國伊利諾大學（University of Illinois）所進行的研究報告已指出，走路能刺激掌管記憶的海馬體，增加活性化。

研究中將六十歲以上的男女、共一百二十人分成兩組。一組進行速度較快的步行運動，每週三天，一次四十分鐘；另一組則以柔軟體操取代步行運動。再針對兩組進行對照比較。

六個月後，以磁振造影檢查的方式、分別檢測兩組的海馬體大小，進行柔軟體操運動組的海馬體平均萎縮了一・四％，相較之下，步行運動組的海馬體則平均增大了二％。

原本，海馬體的體積會隨著年齡增長而縮小。但藉由步行、尤其是邁開大步快走的刺激下，不但可延緩海馬體的縮小，更有可能使其增大。即使是超過六十歲的長者，藉由步行仍可達到一定的效果。

因此，不管幾歲才開始「正確步行運動」，都不嫌太晚。

## 預防失智症，邁開腳步就能辦到

健忘，是每個人上了年紀之後都會出現的毛病，不過，若忘得太嚴重，就要懷疑是否有失智症的可能。比方說，記不起來曾經體驗過的事、忘記自己所在的地方或時間、認不出朋友的臉等，都是失智症的特徵。

此外，目前已知在失智症患者中占多數的阿茲海默症（Alzheimer's disease）患者，其海馬體已萎縮在標準之下。換句話說，一旦養成邁開大步走路的習慣，就能預防海馬體萎縮，自然便能預防失智症。

關於步行運動對失智症的改善效果，已有各種研究做出實證。我先以加拿大曾進行的研究為例。

該研究共花了五年時間，追蹤調查超過四千五百位男女，分析他們的生活習慣。並且比較「只有一般日常生活所需才會步行者」，和「養成步行運動習慣、一週步行運動超過三次者」，結果發現，後者罹患阿茲海默症的風險比例是前者的一半。

此外，東京都健康長壽醫療中心研究所，做過「步伐大小與失智症關聯」的相關研究。以日本群馬縣和新潟縣共六百六十名、超過七十歲的長者為對象，調查他們的生活狀況與身體機能。再將其走路時的步伐大小分成「開闊」、「普通」、「狹窄」三組。

結果發現，**步伐較狹窄的族群罹患失智症的風險，是邁開大步走路**

**族群的三・四倍高**。若只以女性作為比較，則高達五・八倍。

美國醫師協會曾提出一份研究報告。邀請阿茲海默症高危險族群的年長者，進行每週三次、每次五十分鐘的步行運動，六個月後發現失智症的症狀有所改善。

在日本，約有四百六十二萬失智症患者，而可能罹患失智症的高危險族群推估至少有四百萬人（根據二〇一二年厚生勞動省研究小組發表的報告顯示。（編按：根據二〇一五年八月國際失智症協會發布全球失智症報告，推估平均每三秒就有一人罹患失智症；內政部二〇一五年六月底人口資料與臺灣失智症流行病學調查結果，目前臺灣約每一百人中即有一人為失智者））。

你我都可能在某天罹患失智症，提早預防才是最重要的。

# 不用咖啡與提神飲料，注意力更集中

想要工作更積極、注意力更集中，前文提到的神經傳導物質——血清素，是絕對不可或缺的。

一旦缺乏血清素，會造成影響情緒、傳遞快樂與提振精神的神經傳導物質——多巴胺（Dopamine）不容易分泌。當精神不夠振奮，無法提高幹勁時，注意力自然難以集中。

想讓自己對事物保持興趣，集中注意力做想做的事，就要多邁開大步走路，促進血清素的分泌。

此外，當我們工作或讀書時，只會使用一部分的腦功能。當這一部分的腦部因疲倦而注意力下降、失去工作或讀書意願時，建議多利用步行運動刺激大腦整體，讓大腦恢復活力。你會發現，自己就像將大腦重新開機一樣，重新恢復幹勁和注意力。

## 由裡到外回春，立刻緊緻臉部線條

走路是一種全身運動，持之以恆不但能讓身材變好、具有美容效果，更有許多其他好處（參見第七十七頁圖7）。

邁開大步走路，鍛鍊到的是全身的抗重力肌，因此具有矯正姿勢、美姿美儀的效果。事實上，姿勢的好壞，往往左右著我們的外表年齡。你想想，演員在扮演老爺爺、老奶奶時，許多人都會刻意彎腰駝背吧？

會這樣做的最大原因是——姿勢不正，人看來就老。因此，在日常生活中總是不經意地出現以下姿勢者，要多留意了。

- 彎腰駝背。
- 重心朝左右某一邊傾斜。
- 身體向前傾。
- 下腹部突出。
- 走路時無精打采。
- 一坐下就不由自主地托腮。

只要好好鍛鍊抵抗重力、支撐身體的抗重力肌，就能改善姿勢，讓外表看來更年輕。再者，走路能促進血清素分泌，進而刺激抗重力肌，提高其運作能力。因此，步行確實是鍛鍊抗重力肌最好的運動。

圖 7：邁開大步走路的美容效果

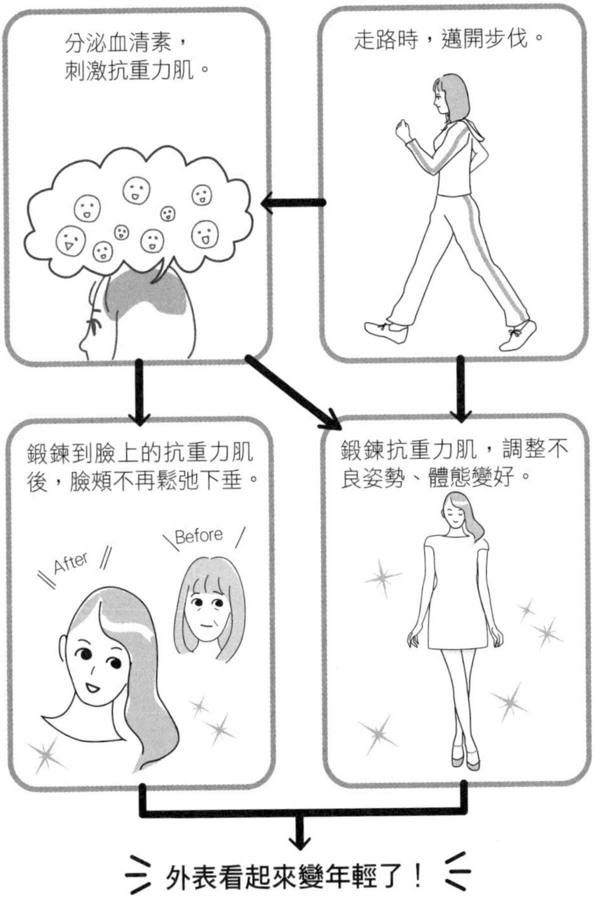
走路時，邁開步伐。
分泌血清素，
刺激抗重力肌。
鍛鍊到臉上的抗重力肌
後，臉頰不再鬆弛下垂。
After
Before
鍛鍊抗重力肌，調整不
良姿勢、體態變好。
外表看起來變年輕了！

腿部老化
大腦逆齡
1:1逆齡步行法
升級版健身操
大腦養生術

事實上，臉上的眼輪匝肌（Orbicularis oculi，構成眼皮的主要肌肉、圍繞眼睛四周）、顴大肌、顴小肌和咀嚼肌都屬於抗重力肌的一種。一旦血清素增加，這些肌肉也會更加強韌，使原本鬆弛下垂的臉頰恢復緊繃，讓人擁有年輕的容貌和緊緻臉部線條。

因此，我建議大家走路時盡量邁開步伐，不只身體變健康，外表年齡也會愈來愈年輕。

## 心情低落、老是不想上班？試試……

前文第六十六頁曾提及，自律神經失調會使人心浮氣躁，或是容易陷入沮喪，引發心理上的問題。這是因為自律神經控制中樞的下視丘，和掌管感情的大腦邊緣系統彼此影響所導致。

所以，當自律神經一失調，人可能忽然陷入悲傷、變得暴躁，或是突然情緒高昂等激烈的反應落差。

在這種時候，就可以藉由步行調整自律神經、刺激血清素分泌。

另一方面，被譽為「幸福荷爾蒙」的血清素，能平靜心情，產生積極向上的情緒，提高抗壓性。在日常生活中隨時提醒自己大步行走，自然能讓心情愉悅、保持樂觀開朗，個性積極。

曾經有位四十歲的上班族找我諮詢，對他來說，公司裡的人際關係應對是他最大的煩惱。所以，每天早上都不想起床，動不動就想請假。我建議他養成大步步走路的習慣，過不了多久，他開心地告訴我，以往那些畏縮煩惱的情緒都消失了，每天早上都能神清氣爽地起床。同時，臉上的笑容也增加了，對工作更加積極有幹勁。

## 改善眼睛疲勞，不再眼花

有不少人即使已經矯正視力，眼睛還是容易疲倦，視野經常模糊不清。有這種症狀的人，有可能是眼睛周遭血液循環不好所導致。一旦眼周的血液循環變差，雙眼所需的氧氣和營養就無法順利送達，便會造成眼力衰退，有時甚至會引發一時之間的視力惡化。

想要促進眼睛四周的血液循環變好，除了按摩是個不錯的方法之外，最好的方法就是包括步行運動在內的有氧運動。有氧運動能促進改善包括腦部在內的全身血液循環，自然而然眼睛的機能會隨之提升。

此外，持續步行運動還能鍛鍊小腿的抗重力肌。對身體而言，小腿有如幫浦，能一邊抵抗地心引力，一邊將血液輸送回心臟。只要鍛鍊小腿的抗重力肌，就能加強小腿的幫浦機能，更進一步地促進血液循環。連帶地，提高改善視力的效果。

## 遠離癌症、降低血壓與血糖

有氧運動能改善代謝症候群（Metabolic syndrome）的症狀，有效降低血糖值、血壓和膽固醇值，是預防生活習慣病（編按：主要由生活習慣引起的疾病，或與生活習慣有密切關聯的疾病，如糖尿病、高血壓等）最好的運動，這已是眾所周知的事實。不過，有氧運動對抗疾病的效果還不只如此。只要走路時邁開大步，就能增加抵抗各種疾病的抵抗力。

為什麼？因為腦幹是免疫力的中樞，腦幹健康了，免疫力自然會提升。身體裡的免疫細胞，有如衛兵般會巡視全身、抵禦外敵（如病毒、細菌、黴菌等）。其中的代表就是「自然殺手細胞」（Natural killer cells，簡稱NK細胞）。

自然殺手細胞只要在身體裡發現癌細胞或感染病毒的細胞，就會發動攻擊，殺死這些壞細胞。

可惜的是，隨著年齡增長、壓力變大或是不規律作息的影響下，都會削弱自然殺手細胞的力量。當自然殺手細胞的力量減弱，我們就容易罹患各種疾病。相反地，經過研究證實，適當的步行運動能刺激自然殺手細胞，使其更有活力。當免疫力獲得提升，身體自然容易戰勝疾病。

只要隨時提醒自己「跨步走」，就能得到這麼多的效果和好處。當然，每個人的體質不同，效果大小因人而異，但是，只要持續正確步行，一定能察覺身體與心理產生的良好變化。

第 3 章

正確走路＝功效加倍

# 日本風行——1:1 逆齡步行法，掌握黃金步伐與速度

# 一個公式算出你的最佳步伐

我在第一章已提過，想要給予腦部強烈的刺激，進行抗重力肌運動時的幅度和力道都要夠大，並且維持左右平衡的動作。以此為前提，走路時最重要的關鍵就是——跨大步伐。

因此，請試著跨出比平常更大的步伐走路吧！膝蓋打直、往前跨出一大步時，一定能明顯感覺大腿肌肉受到鍛鍊；接著，當腳底踏上地面時，同時會運動到小腿肌肉。

我們的平均步伐寬度，大約是身高減去一百公分後的數值。不過，想要讓大腦更有活力，必須跨出大於此數值的步伐。

舉例來說，我的身高是一百七十公分，每次經過斑馬線時，都會刻意要求自己一步跨過一個間隔。建議大家可以試著在家量量看、自己邁開大步時的距離，或許會發現，量出來的結果比自己想像中的步伐還要大。

適當的步距，以具體的數值來說，大約可用「身高乘以〇・四五至〇・五」來計算（可參見下頁圖8）。假設身高是一百六十公分，跨出一步的步伐距離大約是七十二到八十公分。

此外，另一個常見的說法是「想像從骨盆處、伸出雙腿行走」，不過，要一直將注意力放在骨盆，實在不是件容易的事。若搞不清楚骨盆位置時，可以將股關節的位置想成在肚臍附近。想像自己從肚臍處跨出腳步，步伐自然而然就會變大了。

要留意的是，走著走著可能會漸漸恢復平常的步伐距離，所以應隨時提醒自己「跨大步」。不過，一開始不需要太勉強，只要「比平常大步一點」就可以了。等適應之後，再慢慢加大步伐距離。

圖8：黃金步伐的距離大約是？

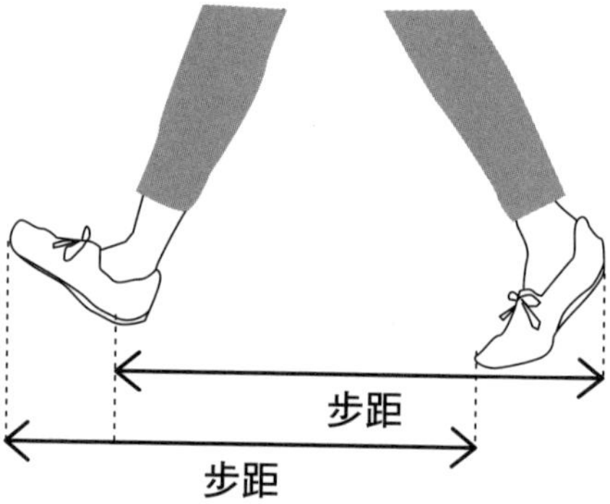
步距
步距

〔步距＝身高×0.45～0.5〕

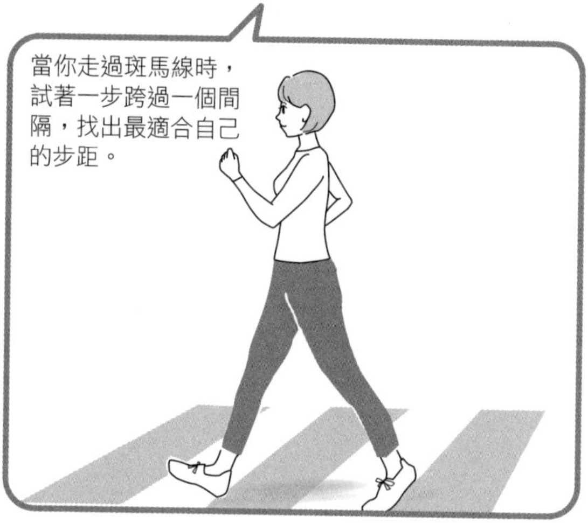
當你走過斑馬線時，試著一步跨過一個間隔，找出最適合自己的步距。

# 想像有一根繩子拉起全身……

只要試著跨大步伐行走後一定會發現，當身體軸心一發生偏移，就無法好好邁開步伐走路了。

因此，請想像頭上有一根繩子，從頭頂上方拉起全身，保持這種感覺挺直上半身。此時，記得用力收緊肚臍下方，肩胛骨輕輕向後挺，自然就能抬頭挺胸。

保持這樣的姿勢行走，步伐再大，上半身也不會搖晃，自然走得又筆直又有力。不過，剛開始時腹肌會感覺痠痛吃力，行走間容易不知不覺駝背或向後仰。這種時候請先休息一下、再重新開始。

需特別留意，務必將注意力放在肚臍下方，保持挺直的姿勢。並且留意臉不要朝下，抬頭挺胸，視線筆直望向前方、收起下巴。將視線放遠可確保視野寬闊，保持走路時的安全。

## 腳向前伸、腳尖朝上，鍛鍊脛前肌

有不少上了年紀的人走路時容易絆到腳，這是因為腿部抗重力肌的支撐力衰退，走路時腳尖總是朝下的緣故。腳尖一朝下，遇到階梯或地勢不平時，就容易踢到高低落差處而絆到腳。

走路時，請務必留意伸出去的腳尖要維持朝上。落地時，則從腳跟先著地。這麼一來，你應該能明顯感覺到小腿脛前肌（可參照第三十六頁圖

2）在用力。

只要鍛鍊好小腿脛前肌，不用刻意注意，日常走路時便會保持腳尖朝上，日後就不再容易絆到腳了。

## 四步驟，帶你轉移身體重心

走路時，若在腳跟著地後，光用腳底板接觸地面，將會因姿勢不良、重心不對而對腿部造成多餘負擔。正確的做法是慢慢放下腳掌，緩緩轉移重心。

只要依下列順序轉移重心，就是正確的方式。

1. 腳跟著地；
2. 慢慢放下腳底板，將重心轉移到小趾根部；
3. 再將重心緩緩從小趾朝大姆趾根部移動；
4. 最後以大拇趾根部為中心，踩穩地面。

一開始或許會覺得有點難，請先用慢動作練習走走看吧！

## 比平常快的速度行走

步伐一加大，走路速度自然會加快，不過，若能隨時提醒自己用比平常快的速度走更好。

正常狀況下，我們人體會採取消耗較少體力的速度走路。以日本人為例，平均走路時速大約是三・六公里到四・八公里。不過，這種速率無法對腦部形成刺激。想讓肌肉對大腦傳送覺醒訊號，至少必須**用比平常快兩至三成的速度走路**。

一般來說，至少要達到一分鐘一百公尺、十分鐘一公里的前進速度，才會出現效果。當然，因為每個人的體能和體力有所差異，基本上只要走路時感覺到「腳步輕快、精神抖擻」，並盡力保持這樣的速度就可以了。採用最適合自己體力的速度，保持適當的節奏行走。

那麼，如何找尋適合自己的速率呢？我建議可用心搏數（每分鐘的脈搏數）做為判斷基準。

首先，測量靜止不動時的心搏數，套入下列公式，即可計算出目標心搏數。

**目標心搏數＝（二二〇－年齡－靜止不動時的心搏數）×（〇・五至〇・七）＋靜止不動時的心搏數。**

舉例來說，一名三十歲女性、靜止不動時的心搏數為八十下，平常沒有運動習慣，其目標心搏數為：（二二〇－三〇－八〇）×（〇・五）＋八〇＝一三五。

體力較差的人可先乘以〇・五，對體力較有自信的人可直接乘以〇・七。在步行途中測量心搏數，愈接近目標心搏數時，當下走路的速度就是愈適合自己的速度。

習慣步行、養成體力後，心搏數就不容易再上升，這時便可再加快自己的速度。

# 走路速度決定揮動手臂幅度

想要邁開大步快走，必須揮動手臂，一邊取得身體平衡、一邊奮力往前走。如下頁圖9所示，將手臂彎成九十度、腋下夾緊，雙臂配合雙腳的動作自然擺動。

**揮動手臂時，想像自己正將上臂往後上方拉提即可**。

有時為了加快速度，手臂會擺動得過於用力，造成肩膀前後左右搖晃，身體姿勢失去平衡，請務必避免。

此外，太重視擺動手臂時，身體會不自覺地緊繃用力，這也是不行的。請放鬆肩膀的力量，雙手輕輕握拳即可。

圖 9：健腦步行的 7 大關鍵

抬起頭、視線筆直向前。
肩胛骨輕輕往後靠攏，抬頭挺胸。
手肘彎曲九十度，前後擺動手臂。
姿勢挺直。
肚臍下方用力。
步伐要大！
伸出腳時腳尖朝上，腳跟先著地。
踩在地上時，以大拇趾趾根為中心。

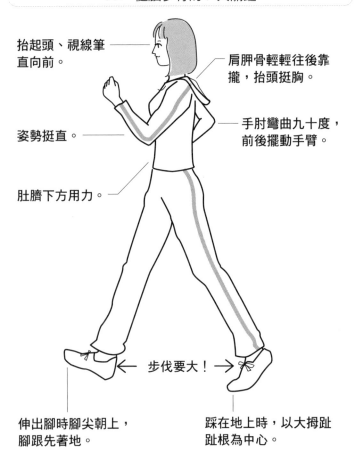

# 一週至少一小時的逆齡步行法

想要刺激並活化腦部，重拾年輕健康的體態，養成走路習慣相當重要。例如，通勤時提早下車多走一站、午休時繞著公司散步一圈、購物時用步行取代騎自行車、少開車等，配合自己的生活型態，試著刻意在日常生活中製造走路的時間。

體力若是足夠，**每天進行一次、超過三十分鐘的步行運動最理想**。不過，剛開始時，一天只走十五分鐘也可以。因為忙碌而湊不出完整三十分鐘者，可將三十分鐘打散，改成每次十五分鐘、一天兩次；或是每次十分鐘、一天三次，依然有一定的效果。

為了走路而讓自己過於疲累或太吃力，反而容易有反效果。尤其是超過四十歲之後，身體一旦累積疲倦感便不容易消除，因此請特別注意，不要勉強自己。

不管多努力，超過四十歲的人請一週至少休息一天；五十歲以上的人一週休息兩天；而六十幾歲以上者，一週最好休息三天。

**就算一星期只步行運動一天，但只要一個小時的時間認真執行，長久累積下來一定有效**。不過，兩星期才步行運動一次的話，就無法期待太大的效果了。

所以，請一星期至少空出一天好好走路吧！不過度勉強自己的運動，才有可能長久持續。

## 天黑前去走路吧！

在日常生活中找空檔走路固然重要，但我不建議夜間外出步行。因為，這麼做可能會影響睡眠品質。

身體在做完使心搏數上升的運動後，會提升自律神經中的交感神經。交感神經擁有促進身體活動的特性，另一方面，副交感神經則負責抑制身體活動、放鬆身心，使身體獲得休息。而人體在睡眠時，副交感神經處於增強的狀態。

若是在晚上運動，提升了交感神經，要再切換回副交感神經必須花費一段時間。結果就是上床後輾轉反側、難以入眠，即使入睡也是淺眠的狀態。因此，為了不影響睡眠品質，**步行運動最好在傍晚六點之前完成**。

相反地，早上剛起床時，身體處於體溫較低的狀態，受傷的風險較高。建議請做好充分的熱身體操再開始走路（相關熱身操，可參照第一一二頁）。

此外，空腹或剛吃飽時也不適合步行運動。這個時候運動對身體的負擔太大，有時會造成低血糖或消化不良，請務必多加注意。

## 戶外健走，比健身房的跑步機更好

在健身房的跑步機上雖然也能做步行運動，不過，考慮到對腦部的效果，還是建議在戶外走路比較好。

戶外走路時，會面臨各種需要動用腦力解決的問題，如此一來，就能達成刺激大腦，使大腦活動更加發達的效果。

舉例來說，在室外走路時，下列場合大腦都會發揮作用：

- 決定目的地。
- 決定從起點到目的地的路線。
- 閃避行人、自行車、凹凸不平的道路等步行上的障礙，同時需要邊走邊確認號誌燈。

一邊思考、判斷各種事物，一邊運動身體，可提高大腦前額葉（參照第六十八頁）部分的運作。此外，沐浴在陽光下，還能促進血清素的分泌。平時較常待在室內的人，請走出戶外、在陽光下步行，讓大腦充滿活力吧！

# 每天挑選不同的路徑

與其每次都在同一個地方，沿同一條路徑來回步行，不如偶爾換換不同路線，反而能為腦部帶來較大的刺激。

我建議即使設定相同目的地，仍應嘗試換走各種不同路徑。

若是能趁旅行或出差到外地時，多出去走走也很不錯。試著在各種場合、各種地點邁開大步運動一下吧！

不過，不要光挑平坦的地勢，建議可選擇中途會經過階梯的路線。因為上下樓梯更能充分鍛鍊抗重力肌，提高刺激腦部的效果。

## 六大要訣，選出一雙好鞋

跨大步伐走路時，腳底承受的重量會是體重的一・五倍。想當然爾，穿有跟的鞋子是無法好好走路的。

而且，鞋子的好壞，左右了步行運動的效果。站在預防運動傷害的前提，建議大家選擇一雙好的健走鞋。

在美國，無論男女，很多人會在通勤時換上健走鞋，等到了辦公室再換上皮鞋。建議大家不妨效法他們，配合時間、目的與場合更換鞋子。除此之外，最重要的當然是鞋子要合腳。

選購健走鞋時，可檢視是否符合以下重點項目：

- 腳尖處需預留〇・一公分的空間，腳趾才不會頂住鞋尖；

- 腳跟處是否緊貼鞋子不留空隙；
- 穿起鞋子，腳背沒有壓迫感；
- 走路時，鞋子不會碰撞、磨擦腳踝骨；
- 鞋尖部分可用手折彎；
- 鞋子重量不會過重。

試穿鞋子時，建議可帶一雙預備用來搭配健走鞋的襪子，在店內一起試穿。若看到感覺不錯的鞋子，最好能試穿後試走十五分鐘再決定。

此外，既然特地選了好鞋，若穿法不對也是白費工夫，請記住正確的穿鞋方法：

1. 穿上鞋子、調整鞋帶，以鬆緊適中，腳趾能自由移動的狀態為佳。每次穿鞋都要重新調整過。

2. 穿上鞋子後，用腳跟部分在地面敲兩下，讓腳和鞋子密合。
3. 請蹲下綁鞋帶，記得以身體前傾、翹起腳尖的姿勢進行。

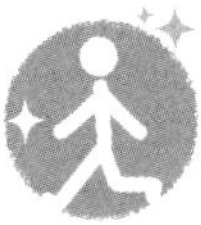

## 雙肩後背包比手提東西更好

走路時手上最好不要提東西，如此一來，才能保持良好姿勢，得以確保均衡、完整地運動到左右兩側的抗重力肌。

不過，利用通勤或購物時間步行時，手上難免需要提東西。這種時候，最好的方式是不要用雙手提，盡可能**使用雙肩後背包**。以雙肩承受重量，就能取得左右兩側的平衡了。

如果不是背後背包，而是提著其他種類的手提包走路，**建議需不時換手提拿，注意不要讓身體左右任一側承受過多負擔**。

## 聽音樂，不如聆聽大自然的聲音

經常看到不少人戴上耳機，邊聽音樂邊跑步或走路。的確，聽著自己喜歡的音樂，會讓情緒較為高昂，運動時較有樂趣。當提不起勁運動時，音樂的確具有振奮精神的效果。

不過，難得來到戶外了，希望大家盡可能地聽聽鳥鳴、風聲，甚至是街道的喧囂，感受周圍各種聲音。啟動五感，一邊對周遭豎起感覺天線、一邊健走，對腦部的刺激更好。

聽著音樂走路，不只會對周遭的聲音失去敏感度，連帶還會影響視覺、嗅覺、觸覺等感官感覺。若過於沉浸在音樂世界之中，有時甚至無法察覺周遭景色的變化，豈不是太可惜了。

所以，請拿下耳機，打開各種感官天線，用眼睛、耳朵、鼻子、肌膚一邊感受四季與大自然的變化，一邊享受步行運動。

## 試著倒退走，促進腦部活化

要讓身體做出平常不會做的動作，有時是一件困難的事。但也因為如此，大腦必須拚命運作，連帶地提高了腦部機能。例如，我會建議偶爾試著倒退走，對促進腦部活性化有很大的幫助。

方法其實很簡單，只要保持臉部朝向前方、倒退行走就可以了。不光是用腳走路，手臂也要同步擺動。

這麼一來，能讓平常缺乏運動的肌肉發揮功能，有效消除肌肉使用不平均的情形。

要特別留意的是，一個人倒退走是很危險的，請在身邊有人能幫忙確認四周安全的情形下嘗試。為了防止踢到東西跌倒，請選擇寬敞開闊的地方。

開始倒退走之前，同樣需先確定背後沒有障礙物。

# 小心，錯誤步行帶來的運動傷害

別小看區區「走路」這個動作，只要確實邁開大步、加快速度，步行也是名正言順的「運動」。若是不以為意，同樣會引來運動傷害，甚至成為身體出現狀況的原因。

為了在安全的狀態下持續運動，請遵守以下幾件注意事項：

- 準確掌握自己的身體狀況。身體不舒服、腳痛、睡眠不足、宿醉時……請不要勉強運動。
- 走到一半若感覺不舒服，請立刻休息。
- 過胖或膝蓋會痛的人，可先從水中步行開始。
- 步行運動時請穿著透氣、吸汗的衣服。

- 在較冷的天氣進行步行運動時，請穿上外套，戴上手套防寒。
- 遇到酷暑、豔陽高照的天氣，傾盆大雨的日子……容易導致生病或受傷的天候時，請暫停步行運動。
- 日照強烈的日子請做好防晒，戴太陽眼鏡，做好紫外線防護。
- 頻繁補充水分，預防產生脫水症狀。
- 開始步行前先做熱身操（請參照第一一二頁），結束步行後也要提醒自己拉筋，做伸展操。

## 不勉強，運動才能持續

開始一件從沒嘗試過的事情時，很多人都是三分鐘熱度。尤其是運動，不少人始終無法堅持下去。可是，唯有持續邁開步伐行走，才能擁有健康的大腦和身體。為了讓自己養成習慣，必須花點心思培養良好觀念，並採取正確的做法。

首先，最重要的就是不要勉強自己。「一定每天都要步行運動才行」、「一次一定要走上一小時」……像這樣訂下太高的目標、給自己太大壓力時，反而會讓步行運動變成一種痛苦。

**剛開始，請訂定自己能輕鬆完成的目標吧！**等到養成習慣後，再逐步提高標準就好了。即使已經提高目標，難免也會遇到怎麼樣都不想去運動的日子。這種時候，休息一下沒關係。休息一天，擇日再繼續努力。

此外，享受成就感也很重要。為自己訂下一天的目標步數，戴上計步器測量，只要是外出步行的日子就在日曆上作記號，或是上傳到臉書（Facebook）做紀錄，為自己留下看得見的成果。

我會建議找個一起努力的夥伴，可以幫助自己持續下去。畢竟一個人努力，難免會有想偷懶的時候，這時如果身邊有朝共同目標努力的夥伴，就能彼此鼓勵，燃起持續的鬥志。

## 圖解二大熱身操，傷害不上身

為了預防運動傷害，步行運動前，請一定要做熱身操。什麼樣的暖身體操都可以，重點是要放鬆上半身、下半身的肌肉和關節。

比方說，轉動頸部、上體前屈後仰、舉臂側彎、旋轉上半身、屈膝再伸直的抬腿運動、伸展阿基里斯腱的拉筋運動、轉動手腕關節、腳踝關

### 圖 10：熱身操 1 ──背肌放鬆操

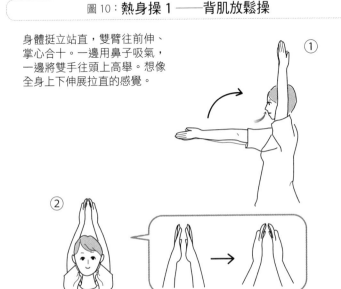

身體挺立站直，雙臂往前伸、掌心合十。一邊用鼻子吸氣，一邊將雙手往頭上高舉。想像全身上下伸展拉直的感覺。

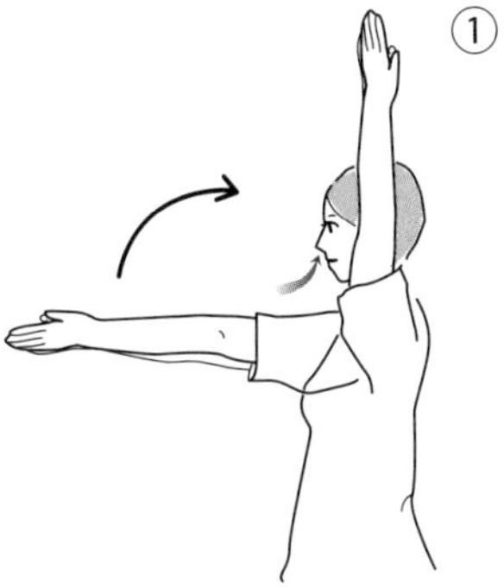

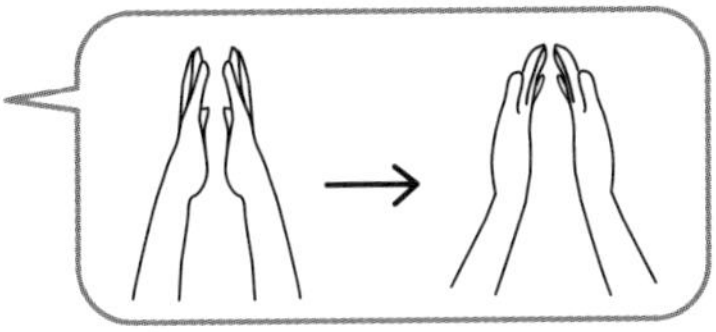

高舉到頭頂時，掌心朝外翻轉。

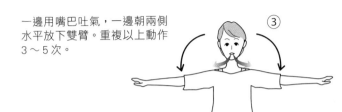

一邊用嘴巴吐氣，一邊朝兩側水平放下雙臂。重複以上動作3～5次。

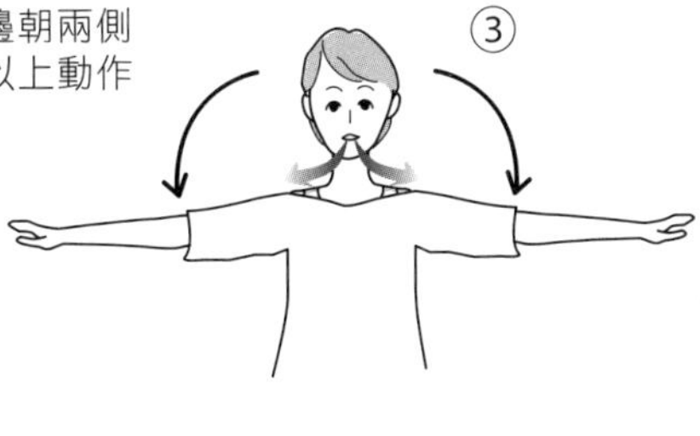

### 圖 11：熱身操 2 ——跨步操

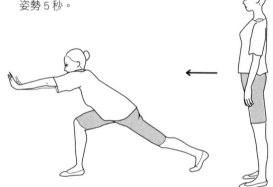

① 身體挺立站直，右腳往前跨出。同時將雙手盡可能向前推出，並維持這個姿勢 5 秒。

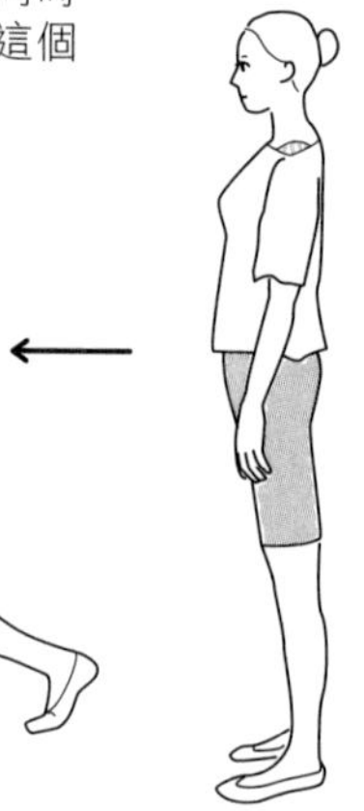

② 再回到準備姿勢，再換左腳往前跨出，一樣維持 5 秒。重複步驟①至②的動作，共 5 次。

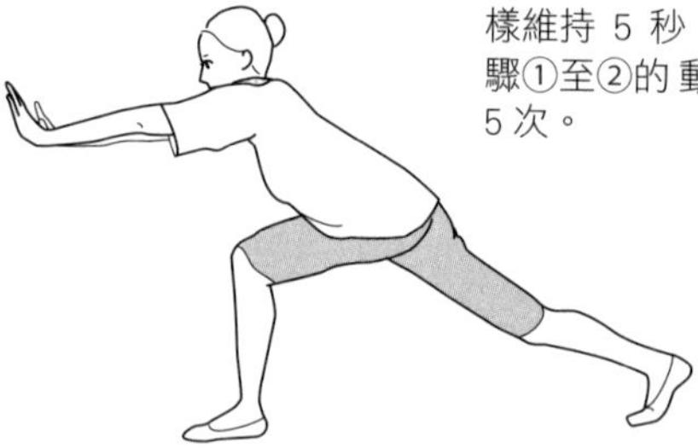

節等，都是不錯的熱身操。

除了上述簡易熱身外，前二頁是我推薦的兩種準備運動——背肌放鬆操、跨步操（可見第一一三頁圖10、上頁圖11）。這兩種都是針對抗重力肌的熱身運動。

第4章

升級健身操＝1＋1＞2

# 不費力、簡單搭配升級健身操，立刻提高健走功效

## 上下階梯，刺激腰部與臀部肌肉

只要跨大步伐走路，就能刺激大腦，達到活化腦部的效果。不過，若是希望效果更上一層樓，建議加上一些放鬆肌肉、調整身體平衡的健身操會更好。

熱身時，可以選自己喜歡的幾種動作進行，像是稍微有點空閒時、或忽然想到的時候都可以，建議大家不妨試試。

舉例來說，上下階梯、刺激肌肉的階梯運動就值得一試。上樓梯時，抬腿可鍛鍊腰大肌，踏地撐起身體時可鍛鍊臀大肌（肌肉位置可參照三十六頁圖2）；下樓梯時，還可以鍛鍊大腿內側的肌肉。

經過這些鍛鍊，肌耐力獲得提升，邁開大步走路就會更加輕鬆。除此之外，階梯運動還有改善骨盆歪斜的效果。

腰大肌是支撐骨盆的肌肉，通常容易受生活習慣影響或隨著年齡衰退，造成骨盆歪斜。骨盆是脊椎骨的基礎，歪斜的骨盆對脊髓和大腦也會產生負面影響。一旦骨盆歪斜，內臟便會下垂，壓迫到神經，有礙自律神經的正常運作。

試著藉由階梯運動鍛鍊腰大肌，讓骨盆回到正確的位置。對自身體力較有自信者，可以嘗試一次跨兩階，增強肌肉的負荷，效果會更好。

在車站或公寓等地方，不妨盡量用上下樓梯的方式，取代電梯或手扶梯。以我自身為例，只要「有樓梯就不搭電梯」，並盡可能實踐。

家中若有墊腳台，拿來做階梯運動同樣有效。將高約十至三十公分的墊腳台放好，雙腳輪流踏上踏下。雖然，一天最好做到三十分鐘（可分成十分鐘三次、或五分鐘六次），就算一天只做五到十分鐘都有效。

根據日本國立長壽醫療研究中心（National Center for Geriatrics and Gerontology, NCGG）的研究，請一百位高齡者在半年之間，每天一邊玩文字接龍，一邊在墊腳台上做階梯運動，結果發現高齡者們的記憶力竟獲得改善。

所以，在家做階梯運動時，可以同時和家人玩文字接龍，不但刺激大腦的效果更好，同時容易長久持續。

不過，為了避免受傷，對自己的腰力、腿力較無自信的人而言，請將墊腳台放在旁邊有扶手的地方，再開始運動。

## 俯臥伸展、運動腰大肌

接下來，要介紹的是同樣能刺激腰大肌的方法，就是俯臥伸展腰大肌。這個運動可以放鬆緊繃僵硬的腰大肌，使肌肉伸縮無礙，保持良好的平衡，牢牢支撐骨盆和脊椎。

伸展腰大肌的運動也有放鬆效果，睡前做這個運動，可幫助入睡、睡眠品質更好。

許多人發現做了腰大肌的伸展運動後，自律神經隨之跟著調整，不僅腰痛不見了，手腳冰冷、身體虛寒或水腫的問題同步獲得解決。尤其是長時間坐著的人，因為姿勢總是固定，腰大肌容易感覺疲勞，勤做這個運動，可以明顯感覺到改善效果。

伸展方法十分簡單，先俯臥趴下，再輪流提起左右膝蓋、靠近側腹（可見下頁圖12）。做這個動作時，如果膝蓋碰不到側腹，就是腰大肌無力的證明。但若因膝蓋碰不到側腹就移動身體，或將腿拉高、改用手勉強將腳拉上來，一樣無法達到伸展腰大肌的效果。因此，請循序漸進，慢慢鬆緩緊繃僵硬的腰大肌。

## 矯正骨盆，先準備一條領帶

想要矯正骨盆歪斜，使其回到正常位置的方法眾多，我最推薦以下這一種：綁住膝蓋，矯正骨盆。

## 圖 12：腰大肌伸展運動

① 俯臥趴下，雙手分別放在臉頰旁。

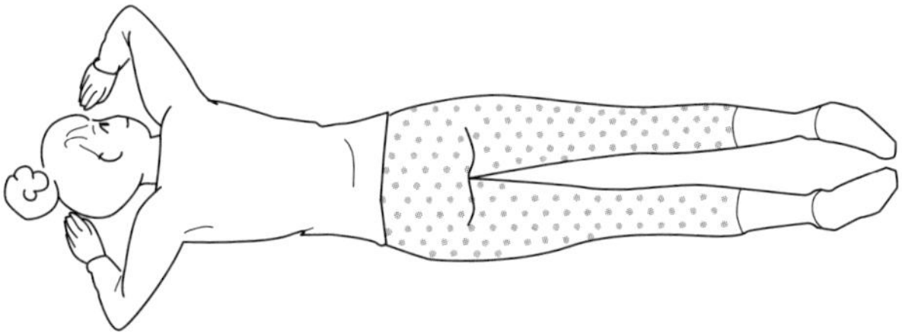

② 先抬高與慣用手相反邊的膝蓋，使其靠近側腹部，抬腿靜止 5 秒。

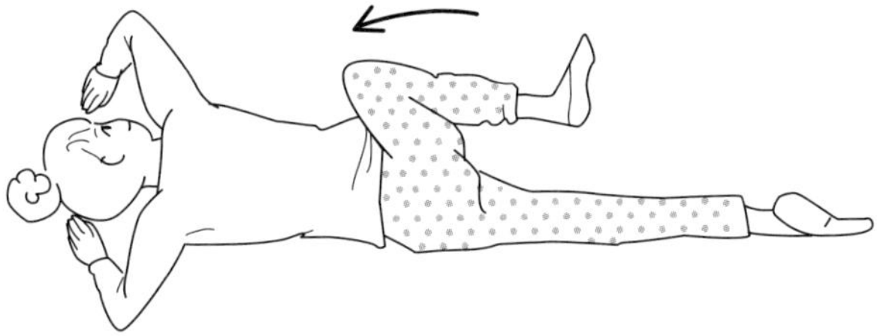

③ 將腿放回原位，換另一邊重複步驟②的動作，抬高膝蓋、靠近側腹，抬腿靜止 5 秒。重複步驟①至③的動作，反覆 5 次。

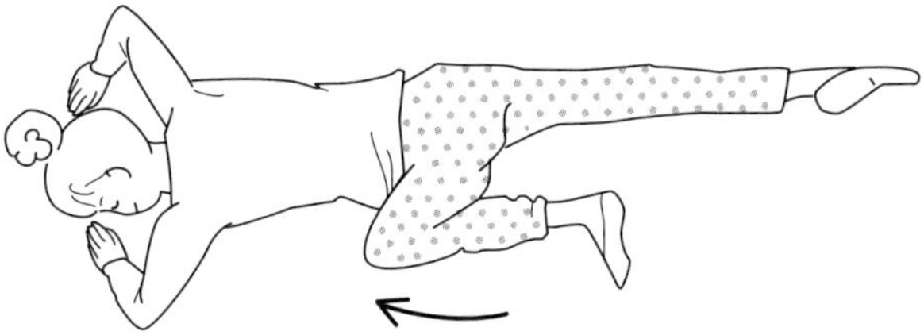

請先挺直上身、屈膝跪坐，再將上半身向後仰倒。此時，你是否覺得自己左右其中一邊的膝蓋壓不下去，或是膝蓋無法併攏？如果有這種情形，表示骨盆已歪斜。

想矯正骨盆歪斜的情形，請先將膝蓋放在正確位置，不可偏向上下左右任一方向，再用帶子綁在膝蓋上方。接著，以與剛才相同的方式挺直上身、屈膝跪坐，身體向後仰躺（可參見下頁圖13）。

如此一來，便能強制將骨盆移回到正確位置，伸展附著於骨盆外的腰大肌與髂肌，藉此矯正骨盆的歪斜。

**只要骨盆回到正確位置，就能矯正走路姿勢、體態優雅，同時均衡刺激左右兩側的抗重力肌**。

用來綁住膝蓋的帶子，建議可使用舊領帶。因為領帶寬度夠，綁緊也

## 圖 13：骨盆矯正體操

① 用領帶綁在膝蓋上方。保持挺直上半身跪坐、膝蓋等高併攏的姿勢，再將領帶牢牢綁緊固定。

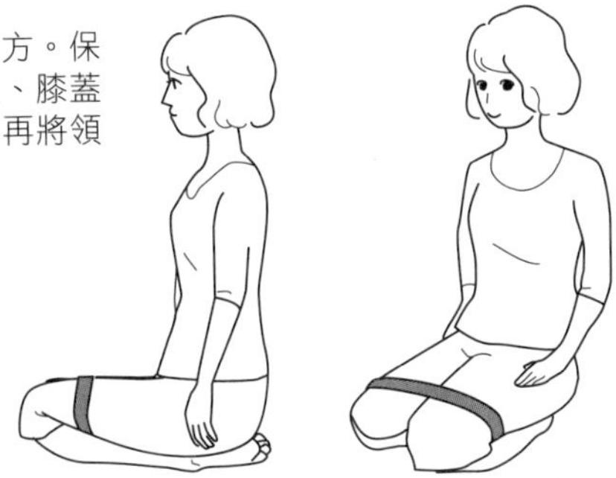

② 採步驟①的姿勢，再將上半身向後仰倒，雙手向頭上舉，維持這個姿勢 30 秒。以上步驟重複 2～3 次。

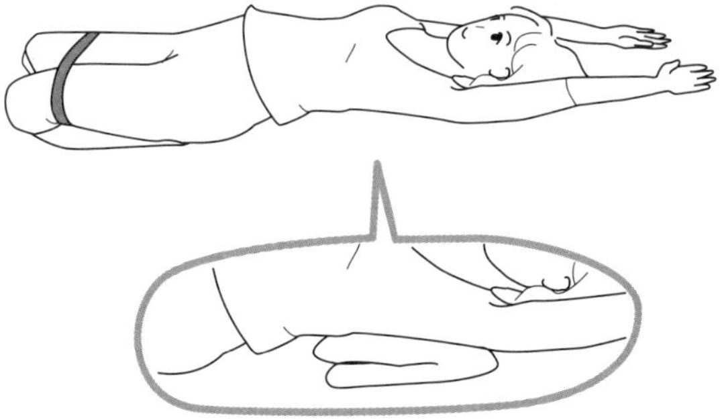

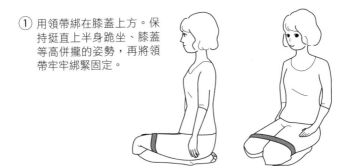

不會痛，又不容易鬆開。許多日式三十九元商店就能買到便宜的領帶，可以作為專供骨盆矯正使用。

另外，很多人無法忍受跪坐、再向後仰躺時的疼痛感，尤其是男性。請大家無論如何先忍耐、嘗試一次，我相信，疼痛感一定會逐次減輕。如果真的覺得很痛，建議可以在背後墊上枕頭或抱枕。

## 促進血液循環，你想不到的方法是……

雖然俗話說：「男抖窮、女抖賤。」世人對抖腳的印象普遍不佳，而且向來被認為是個壞習慣。不過直到最近，抖腳卻因具有某種健康效果而廣受矚目。

研究發現，持續輕微地抖動腿部，能鬆緩僵硬緊繃的腿部肌肉，讓肌肉的伸縮度變好。

同時，這個動作還能促進全身血液循環，改善虛寒體質與水腫，對預防經濟艙症候群（Deep vein thrombosis，醫學正式名稱為深度靜脈血栓。腿部或手臂靜脈出現栓塞，堵塞血管、妨礙血流的疾病）十分有效，據說也能改善初期的髖關節痛。

此外，抖腳的動作可視為節奏運動的一種，可期待促進血清素分泌的效果。腦內只要分泌血清素，心情就會變得開朗，以及提高抗壓性。所以，當緊張或焦躁時，有些人會下意識開始抖腳，這其實是身體為了消除壓力而採取的反應。

經常坐辦公桌的上班族，搭乘交通工具長途旅行時，可刻意抖腳，有效緩解不適症狀。或是久坐在辦公室時，可坐在椅子上、腳尖著地，提起腳跟，上下抖動腿部，膝蓋不時地打開再聚攏。我會建議雙腳一起抖動，並且保持相同節奏。

## 讓腳趾做做「剪刀、石頭、布」

鮮少赤腳走路的我們，幾乎很少特地運動腳趾。因此，有不少人走路時腳趾無法使力，而忍不住翹起來。但走路時若只用腳底板行走，不好好使用腳趾輔助，體重將無法得到正確支撐，容易造成腰痛或膝蓋痛，同時無法均衡刺激左右兩側的抗重力肌。

## 圖 14：腳趾的剪刀、石頭、布運動

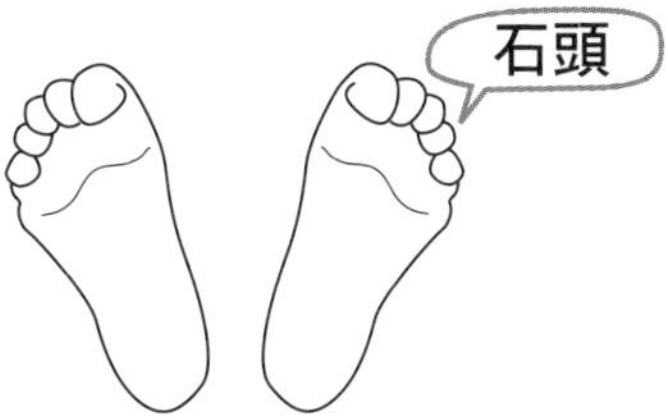


① 彎起所有腳趾，做出「石頭」的動作。

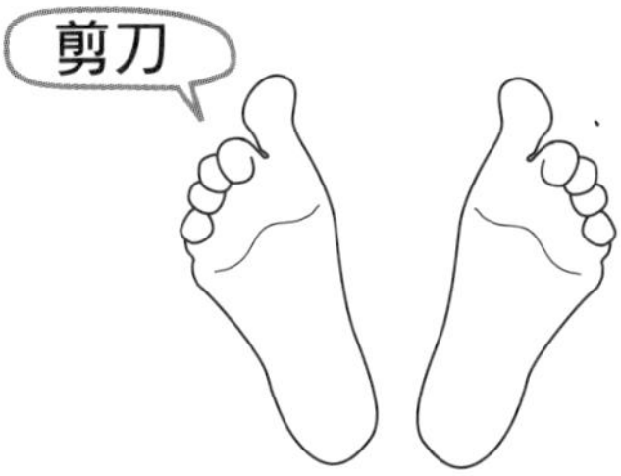


② 彎起拇趾外的四隻腳趾，拇趾盡量朝旁拉開，做出「剪刀」的動作。

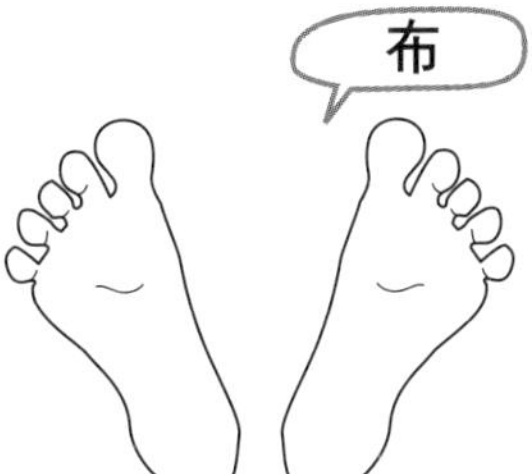


③ 盡力攤開所有腳趾，做出「布」的動作。注意！所有腳趾都要分開。

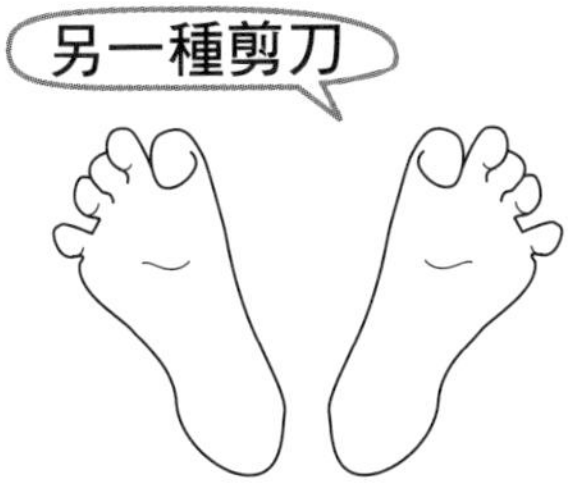


④ 回到步驟①，再重複一次。做步驟②的「剪刀」時，拇趾需朝相反的方向彎，其他四隻腳趾則朝旁邊拉開，兩種「剪刀」動作可交替進行。
重複步驟①至③的動作，共反覆 10 ～ 15 次完整的「剪刀、石頭、布」。

所以，動動腳趾做運動，走路時腳趾才夠力、能穩固抓地。關於腳趾體操有很多種，我推薦大家試試用腳趾做「剪刀、石頭、布」（可見上頁圖14）。

試著大幅擺動腳趾，做出剪刀、石頭、布的動作。剛開始不大順利也沒關係，最重要的只是讓腳趾有運動的機會，同時刺激大腦。除此之外，腳趾運動還可預防拇趾外翻。

## 轉動人體的第二個心臟

轉動腳踝，會交互收縮運動到小腿前側脛前肌、與小腿肚的小腿三頭肌（可參照三十六頁），同時具有放鬆、軟化小腿肚肌肉的作用。

想必有不少人聽過：「小腿是人體第二個心臟。」這是因為小腿的肌肉和心臟一樣，肩負著將血液擠壓回流的職責。尤其，小腿肚肌肉的運作是心臟的輔助，如幫浦般將血液從腿送回心臟，所以非常重要。轉動腳踝，等於幫助提高小腿肚的幫浦機能，具有促進血液循環的功效。

只要血流順暢，全身肌肉就能從緊繃中放鬆。大腦的血液循環變好，頭腦自然清醒。此外，轉動腳踝能讓腳踝的動作變得更靈活，走起路來更輕鬆，也更不容易疲倦。因此，請養成在走路前轉動腳踝的習慣。我建議可以按照以下方式進行：

1. 將腳踝放在另一隻腳的膝蓋上，一隻手抓住腳踝，另一隻手則抓住腳趾；

2. 慢慢轉動腳踝十次，直到小腿前側肌肉（脛前肌）和小腿肚肌（小腿三頭肌）感覺受到刺激。一隻腳結束後，再換另一隻腳，一樣緩慢轉動十次；
3. 將腳尖拉向腹部，伸展小腿前側肌肉；
4. 再將腳尖朝小腿前側翹起，伸展小腿肚肌；
5. 最後換一隻腳，重複一至四的步驟。

## 揮動手臂，刺激全身肌肉

接下來要介紹的是，我在日本各大「步行教室」中大力推薦的簡單運動，就是「揮動手臂」（可見下頁圖15）。

圖 15：輕易上手的甩手運動

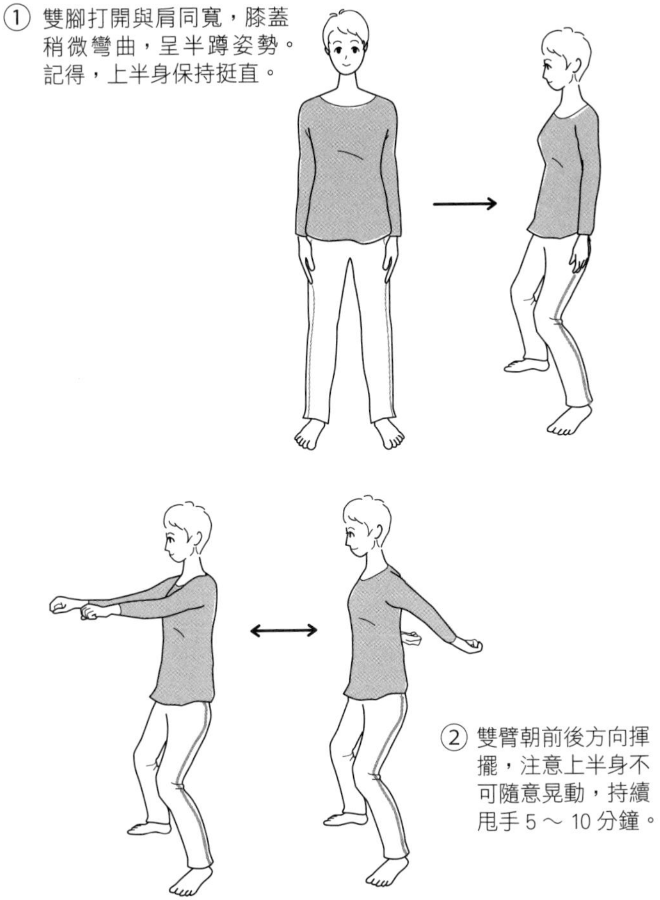
① 雙腳打開與肩同寬，膝蓋稍微彎曲，呈半蹲姿勢。記得，上半身保持挺直。
② 雙臂朝前後方向揮擺，注意上半身不可隨意晃動，持續甩手 5 ～ 10 分鐘。

這是一種類似氣功中的「甩手功」體操。只要膝蓋稍微彎曲，上半身挺直，手臂前後揮擺，就是這麼簡單。

不過，只要實際做做看就能明白，光是彎曲膝蓋、保持上半身挺直，一定能感受到上半身和下半身的肌肉因用力而緊繃。

再加上一邊甩動手臂，一邊要維持上半身挺直，注意力便不得不放在腹肌和背肌上。

由此可知，這個姿勢能提升全體抗重力肌的強度。一邊看電視或一邊聽音樂時，可以試著做做看，持續每天做個五至十分鐘吧！

# 消除腦部疲勞，試試左右不對稱運動

有一種鍛鍊腦力的體操，是讓雙手分別做不一樣的動作。不過，接下來我會教大家如何換腳來做，難度更高（可見下頁圖16）。這種運動有助消除腦部疲勞，每當疲倦、感到煩惱退縮、不安沮喪的時候，建議大家都可以嘗試做做這個運動，可達到重新振作心情的效果。

左右分別做不一樣的動作時，大腦運作的區域和工作或煩惱時使用的區域並不同。藉著使用不同的大腦部位，達到重新整理腦部，消除腦力倦怠之效。

首先坐在椅子上，右腳與左腳同時做不一樣的動作。不斷反覆，直到動作順暢無礙。

圖 16：**腳部的左右不對稱運動**

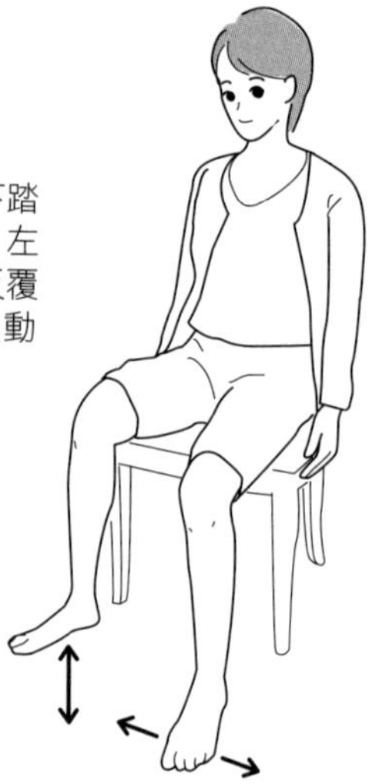

① 坐在椅子上，一隻腳上下踏地，另一隻腳左右移動。左右分別做不同的動作，反覆進行 10 次後，雙腳交換動作再繼續。

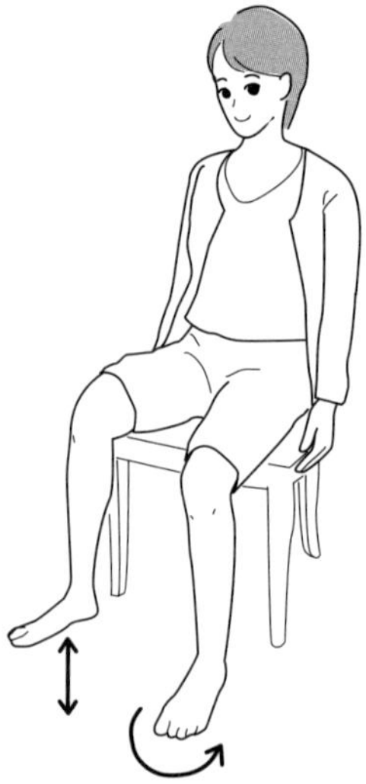

② 習慣之後，可改成一隻腳上下踏地，另一隻腳畫圓。

剛開始時一定不容易辦到，腦袋或許還會亂成一團，不過，這就是大腦正在運作的證明。請發揮毅力繼續練習，直到挑戰成功。

## 一個動作，全面刺激抗重力肌

每當對著電腦工作太久、感到疲憊時，或是讀書讀累、想要休息時，我都會就地進行以下這套伸展操（可見下頁圖17）。這套伸展操的重點在於「利用牆壁矯正姿勢」。只要一個動作，就能全面刺激所有的抗重力肌。

進行這套運動時，請不要全身軟趴趴地靠在牆壁上，而是要用力縮

圖 17：**利用牆壁伸展抗重力肌**

① 背對牆壁站立，頭、肩膀、臀部和腳跟貼住牆壁。

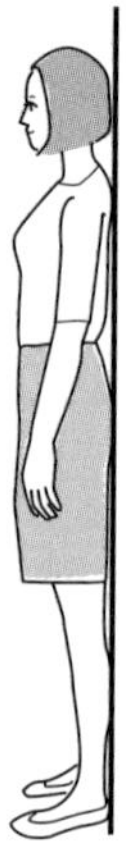

② 雙手放在臉的兩側，手肘貼住牆壁。

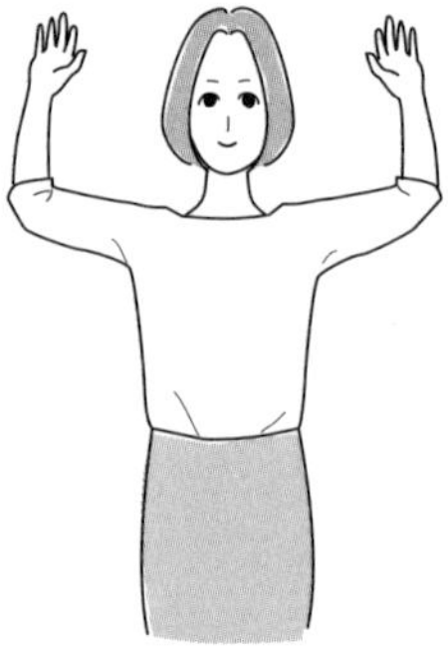

③ 雙臂盡可能向上舉，注意手肘不可離開牆壁。

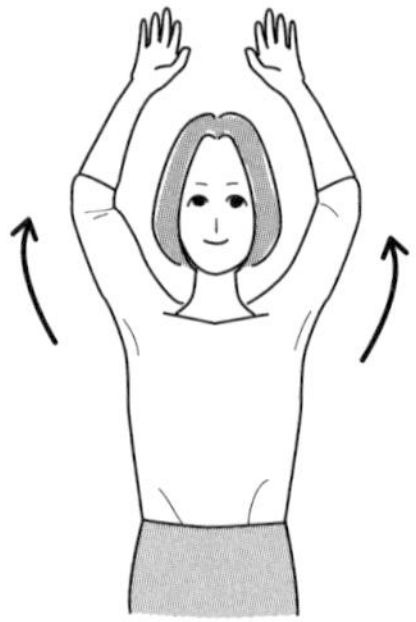

④ 手肘保持緊貼牆壁，手臂朝側腹向下拉。重複步驟③至④，約 5 ～ 7 次。

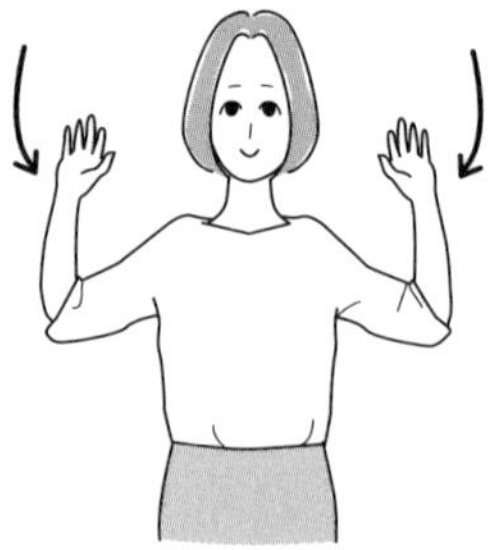

小腹，身體打直、緊貼牆壁站立。

接著，將手臂向上再放下，反覆做伸展運動，效果更好。對於僵硬的背部肌肉，這套運動的放鬆效果特別好，可讓緊繃的肌肉恢復良好的伸縮度。常做這套伸展操，有助於維持正確姿勢。

這套伸展操也有促進血液循環的效果，能軟化僵硬的肩頸。

## 腳趾轉圈圈，預防運動傷害

用手的大姆指和食指抓起腳趾做繞圈運動，可達到刺激腦部的效果。

每一根腳趾各向右轉二十次，再向左轉二十次。雖然，靠自己就能做到這個運動，不過，若能請別人幫自己做，對腦部的刺激更強烈、更有效。

曾有一位在醫院使用這套轉腳趾運動、為病患做復健的護士告訴我，在她幫手術後無法開口說話的病患細心地運動腳趾後，病患竟逐漸能輕鬆開口說話，腰痛也改善許多。另外，還有幫胎位不正的孕婦轉動腳趾後，胎位恢復正常的成功案例。

我認識的傳統武道老師，會在練功前後做這套腳趾繞圈運動。目的是刺激腦部，激發最大限度的潛能，還能預防受傷、提高專注力。我建議大家可以試著在家做做看，這套對身心都有成效的運動。

第5章

日常小祕訣＝健康大關鍵

# 日本第一、舒壓教育權威的大腦養生健康術

# 偶爾斷食，讓腸胃休息

本章介紹的是，在日常生活中就能做到的自我大腦保養術，可達到促進大腦作用、消除疲勞等效果。

忙碌的現代人，腦部特別容易感到疲倦。像是工作中忽然放空發呆，或是腦筋轉不過來，這些都是腦部疲倦所造成。最糟糕的是，若是放任腦部疲倦症狀持續下去，日後甚至連疲倦的感覺都會消失。

讓白老鼠每天游泳三十分鐘並觀察牠們的狀況，這個實驗的結果，正好可以說明上述腦部疲倦的狀況。第一天，白老鼠游泳過後、會熟睡五十五分鐘，隨著實驗進行，睡眠時間一天天縮短，一星期後，睡眠時間只剩下五分鐘。

過了十天之後，白老鼠已經不睡覺了。會有這樣的結果，並非白老鼠體力增強、不再疲倦，反而是**因為過度的疲倦，導致白老鼠喪失「感受疲倦」的機能**。這種狀態若放著不管，將會導致過勞死或猝死的後果。

當下不覺得疲倦，並不代表大腦不疲倦。請經常保養腦部，提醒自己消除疲勞。

其中，飲食在消除大腦疲勞中擔任相當重要的角色。在我推廣的減壓學校中，第一堂課我一定會告訴同學：「睡前三小時請不要吃任何東西。」這是因為，吃完東西沒多久就上床睡覺，大腦無法獲得充分休息。

由於大腦掌管身體所有機能，當胃部有食物時，大腦必須為了發出消化指令，只能繼續工作。明明應該休息的時候卻無法好好休息，長久下來會讓大腦累積許多疲憊。

就這層意義來說，**適度的斷食對保養腦部是具有效果的**。我建議，選一天不要吃任何食物、只喝水。對身體而言讓腸胃休息，也是讓大腦休息。此外，斷食時新陳代謝會減緩、副交感神經提升，身體就如同在睡眠中一樣，心靈和大腦都處於放鬆狀態。

現代人既忙碌、壓力又大，很多人因此無法順利切換交感神經與副交感神經，導致疲勞累積。有這樣症狀的人，更應該在夜晚或假日時讓副交感神經提升於交感神經之上，幫助大腦和身體好好獲得休養。而斷食就是其中一種方法。

我相信，即使只斷食一天，有許多人還是會滿腦子想著食物。不過這麼一來，煩惱自然會從腦中消失。當發現平常令自己煩惱焦慮的事情，甚至比不上食物重要時，心情定會輕鬆許多。

在日常生活中，除了邁開大步運動外，好好地讓大腦與心靈獲得休息，才能讓腦部更健康、有活力。請試著找出適合自己的休養方法，一掃大腦的疲憊，恢復腦部活力。

## 消除大腦疲勞的食物力量

為什麼，候鳥能不眠不休地持續飛行數千公里呢？其實，祕密就在於鳥類拍動翅膀的胸部肌肉中所含的成分。

該成分稱為「咪唑二肽化合物」（Imidazole dipeptide）。咪唑二肽化合物是一種胺基酸聚合蛋白質，可發揮作用、去除體內因壓力或運動而產生的活性氧（Reactive oxygen species, ROS）。

體內的活性氧若增加太多，會對細胞造成傷害、降低細胞機能，是造成疲勞的原因之一。

利用咪唑二肽化合物去除活性氧，可望達到預防疲勞、恢復活力；並且能直達腦內，有助消除腦部疲勞。

除了雞胸肉外，鮪魚或鰹魚等持續快速游動的魚類，同樣含有豐富的咪唑二肽化合物。平日容易感覺身體疲憊的人，特別適合在每天的飲食中增加攝取咪唑二肽化合物的機會。

建議可一天吃一百公克的雞胸肉或鮪魚肉，改善效果十分令人期待。

## 多咀嚼，增進血清素分泌

我在前文中已提過，節奏運動能促進身體分泌神經傳導物質——血清素。這裡的節奏運動，可不只限於四肢運動，像是「咀嚼」也是節奏運動的一種。

咀嚼食物時，以一定節奏運動臉部或頸部附近的肌肉，能增進腦內血清素的分泌，還有促進腦內血液循環的效果。

吃東西時仔細咀嚼，不只幫助消化，對腦部也大有好處。相反地，吃東西狼吞虎嚥，不好好咀嚼，等於白白放棄增加血清素的好機會。建議大家可積極攝取口感較硬或較有彈性、未經充分咀嚼便無法吞食的食物，自然而然增加咀嚼的次數。

例如，嚼口香糖也是個不錯的選擇。棒球選手中，有些人會邊嚼口香糖、邊打球。這樣的舉動能令血清素增加，舒緩緊張或不安的情緒，加強腦部靈活度。

## 額頭稍稍出汗的熱水澡，最好！

只要採取正確的入浴方式，洗澡也能為消除腦部疲勞做出貢獻。方法是**泡個偏溫的熱水澡**，**活化副交感神經**。

人體從傍晚開始，體溫會慢慢下降，睡眠中的體溫是一天之中最低的。計算體溫下降所需的時間，最好在**就寢兩小時前洗完澡**。就寢前兩小時泡澡可暫時提升體溫，釋放體內熱氣，讓體溫更容易下降，有助入睡，同時讓大腦獲得充分的休息。

泡澡時，**水溫大約維持在攝氏三十八到三十九度，約泡七至八分鐘，額頭稍稍出汗時就可以離開浴缸了**。

「只要泡這麼短的時間就夠了嗎？」或許有些人會覺得不可思議。事實上，泡澡消耗的體力比想像中還多。大腦已經很疲倦了，泡太久只會加速疲勞的累積。因此，嚴格禁止泡太久的澡。

真正筋疲力盡，什麼都不想做的日子，最好以淋浴取代泡澡，甚至可以不要洗澡，直接上床睡覺。

## 大腦最佳療癒法——高品質睡眠

睡眠不足對大腦會有什麼不良影響，大家一定都有經驗。像是因頭腦恍惚而使工作進度遲緩、情緒低落、焦躁易怒等……這些都是大腦機能低落所導致的。想要撫慰疲倦的大腦，使其正常運作，攝取充足的睡眠非常重要。

以下介紹幾項能提高睡眠品質的訣竅，建議盡量配合就寢前兩小時洗完澡：

- 換掉不適合自己的枕頭（情況允許的話，最好連床墊都換掉）；
- 光線會使腦部清醒，夜晚可提早關掉房間大燈，只留間接照明，讓身體慢慢進入睡眠模式；

- 寢室的光線不要太亮，如月光般的光線最適當；
- 電視、電腦、智慧型手機的光線都會使大腦清醒，睡前一小時最好都不要使用；
- 喝酒後睡覺，很容易半夜醒來，請盡量不要在睡前喝酒。如果非喝不可，也不要太晚飲用；
- 睡前可聽聽音樂，做輕微的伸展運動，放鬆身心；
- 一張床上睡超過兩個人，會被別人的心跳或呼吸節奏影響睡眠品質。別人翻身時也會有所感覺，造成淺眠。想確保睡眠品質，最好獨自睡一張床。

# 建議每天午睡，太空人也這麼做！

在白天工作或做家事的時間休息睡午覺，聽起來或許很像偷懶，實則不然。午間稍微小憩，下午的工作效率反而更高。

舉例來說，根據美國太空總署（NASA）的研究結果顯示，二十分鐘的午睡，能讓太空人的表現更好。另外，美國哈佛大學和加州大學等各大學做出的各種不同研究，都證實了**午睡具有提高記憶力的效果**。

人類的生理時鐘，原本就設定在入睡時刻的十五個小時之後，會再次感到睏意。比方說夜晚十二點睡著的人，隔天下午三點左右會覺得想睡，是很正常的事。這種時候，就算強忍睏意，腦袋也完全無法運作，工作當然做不好。

睡意強烈的時候，乾脆睡個午覺才是正確的選擇。即使如此，還是不可以睡太久，午睡十五至二十分鐘就應該起來了。繼續睡下去，頭腦進入深層睡眠後，不但無法完全清醒，還會導致晚上失眠。為了避免午睡時間睡太久，建議大家坐在椅子上午睡。

由於咖啡因的清醒效果，會在飲用後十五分鐘發揮作用，所以午睡前先喝杯咖啡或紅茶，午睡起來後頭腦會更清醒。

## 剛睡醒、想放鬆，先做伸展操

一如書中不斷強調的，肌肉與大腦的關係十分密切。因此，藉由某些運動肌肉的方式，確實可以達到使頭腦清醒或放鬆之效，其中一個方式就是「順勢伸展操」。

順勢伸展操是我在舒壓學校指導的減壓法之一，這套伸展操可以刺激抗重力肌、調整大腦狀態。實際上，經過各種研究發現，實行順勢伸展操除了可促進血清素分泌外，也會增加提高幹勁與快感的腦部神經傳導物質——多巴胺。

順勢伸展操有各種做法，首先希望大家養成習慣的是：睡醒時的伸展操（參見一五六頁圖18）和放鬆時的伸展操（參見一五八頁圖19）。

睡醒時的伸展操，不但可在每天早上讓腦袋清醒，更有發動身體引擎的作用。另一方面，放鬆時的伸展操可以在晚上就寢前進行，舒緩一整天緊繃的大腦與身體，幫助入眠。

# 腹式呼吸法，將氧氣送入大腦

人在疲倦或緊張時，會下意識地深呼吸。這是大腦過度運轉時，需要更多氧氣的緣故。

深呼吸可將氧氣送入大腦，幫助大腦運作。另外，自發性地反覆吸氣與吐氣，同樣可視為節奏運動之一。節奏運動可促進血清素的分泌，讓腦部更有活力。

覺得「腦袋鈍鈍的」或「沒來由地焦躁」時，請以腹式呼吸法反覆深呼吸。如此一來，頭腦和心情都能恢復活力。

想要放鬆緊繃的身體，首先，採取讓自己感到舒適的坐姿，從鼻子吸氣、讓腹部鼓起，再從嘴巴吐氣、讓腹部凹下。重複以上吸氣吐氣的動

圖 18：睡醒時的伸展操

① 早上一醒來，身體還躺在床上時，就先用力伸展身體。

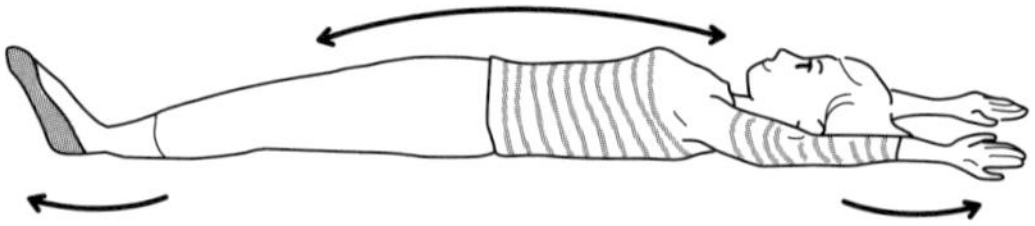

② 慢慢反覆將腳尖往下壓、再翹起，伸展腿部肌肉。

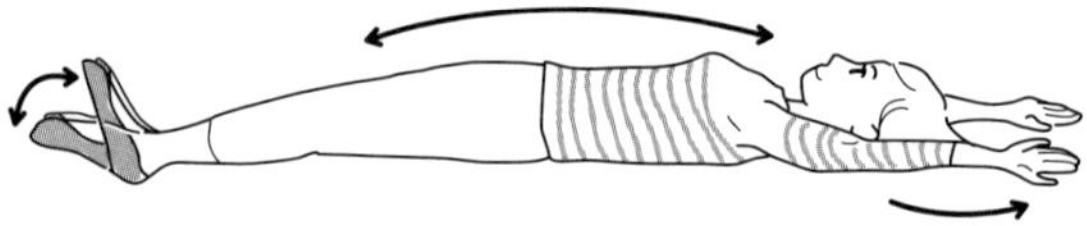

③ 抱起雙膝，盡量靠近腹部，伸展腰部肌肉，維持這個姿勢 30 秒。

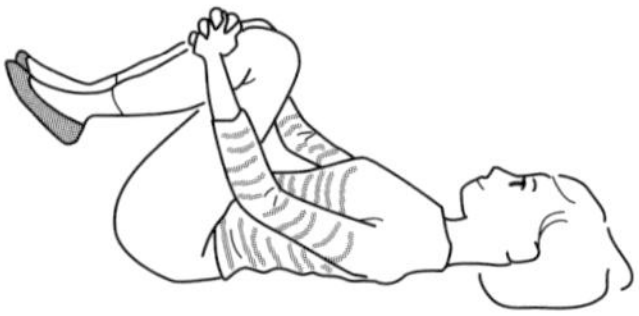

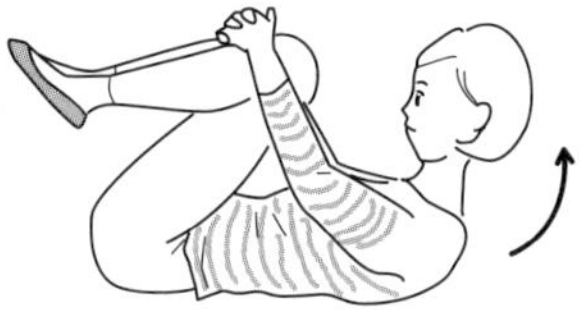

④ 抬起頭，臉部朝膝蓋靠近，保持這個姿勢約 10 秒。重複步驟③至④的步驟 2 ～ 3 次。

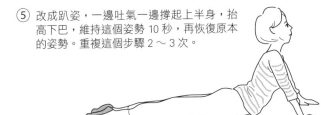

⑤ 改成趴姿，一邊吐氣一邊撐起上半身，抬高下巴，維持這個姿勢 10 秒，再恢復原本的姿勢。重複這個步驟 2 ～ 3 次。

⑥ 挺直上半身跪坐後，雙手往前伸，伸展背部肌肉並維持這個姿勢 10 秒，然後再放鬆。重複這個步驟 2 ～ 3 次。

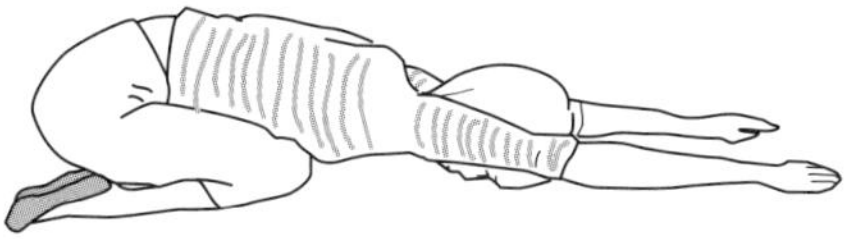

## 圖 19：放鬆時的伸展操

① 仰躺，將座墊折成三折後，放在臀部下方（或是用較高的枕頭取代）。雙手朝頭頂上舉，身體放鬆 60 秒。

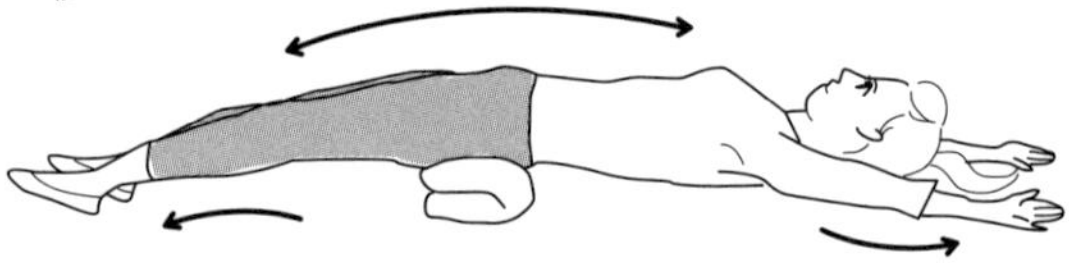

② 將座墊移到腰部下方，雙手一樣朝頭頂上舉，身體放鬆 60 秒。

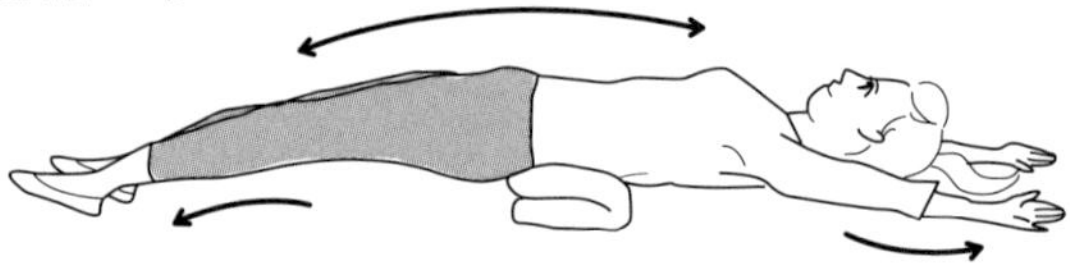

③ 拿開座墊，一邊吸氣、一邊將腰部抬高，維持這個姿勢 10 秒，再一邊吐氣、一邊慢慢放下腰部。重複這個步驟 2～3 次。

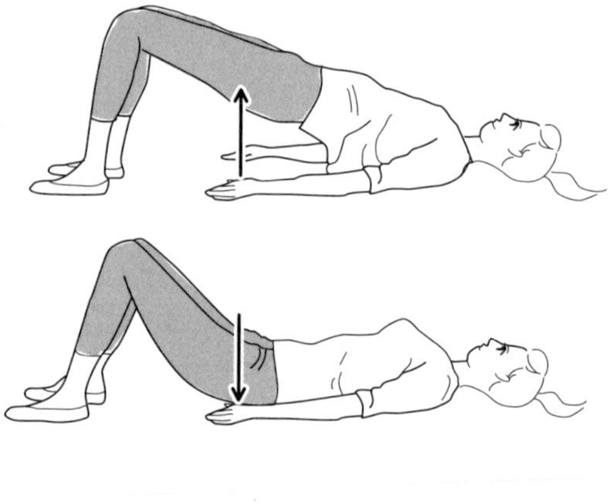

④ 改成俯臥，閉起眼睛，一邊吸氣、一邊撐起上半身，並維持這個姿勢 10 秒，再一邊吐氣、一邊回到原位。重複這個步驟 2 ～ 3 次。

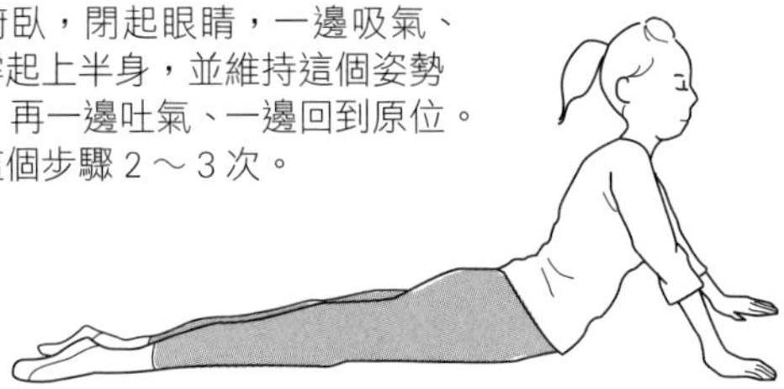

⑤ 挺直上半身跪坐，雙手向前伸，盡可能伸展背肌並維持這個姿勢 10 秒，然後再放鬆。重複這個步驟 2 ～ 3 次。

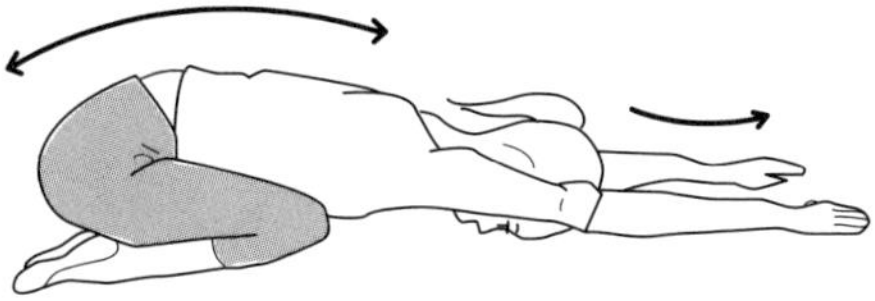

⑥ 仰躺，攤開四肢呈大字型。手心朝上，閉起雙眼、慢慢深呼吸。口中輕唸「我會一天比一天變得更好」3 次。

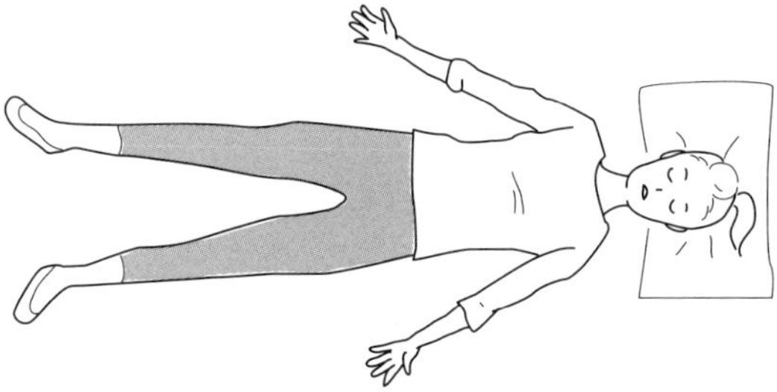

作，約持續一至三分鐘。

其中需特別注意的是，吐氣的時間要夠長，並且注意是否已將所有的氣吐出，這樣就算是順利完成深呼吸了。

## 選一個自己喜歡的香氣……

據研究只要花費〇・二秒，香氣就能傳遞到大腦邊緣系統。由此可知，香氣能快速並直接地對大腦產生作用。

目前已在最新的研究中發現，綠色植物的香氣能使緊張的交感神經得到放鬆，消除腦部疲勞。

像是，做森林浴時感受到的木質氣息、植物草葉的氣味、喝熱茶時隨蒸氣飄散的茶香等……這些清爽怡人的香氣，能讓疲倦的腦部重新振作、恢復活力。

此外，光是聞到自己喜歡的味道，就能弭平不愉快的心情，讓情緒沉穩下來。有時還能提振精神，激發幹勁。

選擇喜歡的香氣當作護身符，在心情需要急救時，能有效消除腦部因壓力而產生的疲憊感。

即使手邊沒有香氛燈或香氛機，只要將喜歡的精油滴一、兩滴在面紙上，直接嗅聞即可。

或是在裝了熱水的馬克杯裡，滴上一、兩滴精油，將杯子放在桌上，一樣能享受芳療的效果。不妨選擇適合自己的芳香精油嘗試看看。

其中，對大腦有效的香氛推薦如下：

- **檸檬**：檸檬的香氣能幫助注意力集中，還具有恢復記憶力的效果。
- **天竺葵**：類似玫瑰的香氣中，帶有一股清新的柑橘香。能發揮舒緩壓力的作用。
- **迷迭香**：具有刺激性的香氣，可提高專注力與記憶力。
- **薑**：帶有辛辣刺激的香氣，能加速頭腦運轉的速度，讓感覺變得更加敏銳。
- **羅勒**：義大利料理中常用的羅勒，香氣清新中帶點刺激，能令大腦清醒，有效提升思考力

## 你有多久沒有大哭一場了？

「沒想到和朋友大笑一場，精神就來了」、「消沉的時候，大哭一場心情會輕鬆許多」……你是否也曾有過以上的經驗呢？事實上，笑和哭都有減輕壓力的效果，這些都是經過研究證實的。

現代人特別容易壓抑負面情緒，勉強自己忍耐。其實，有時可以不顧一切地大哭一場，適度發洩壓力。宣洩情感時的眼淚，能沖走被稱為壓力荷爾蒙的皮質醇。

覺得自己累積太多壓力時，不妨看些刺激淚腺的電影或漫畫，或是聽聽音樂令情緒高漲，為自己安排一段能大哭一場的時間。哭完之後，不但能轉換心情，讓大腦恢復活力，頭腦也會變得更靈活。

# 試著嘗試從未做過的事

每天重複做一樣的事，腦部接收不到新鮮的刺激，大腦機能就會逐漸衰退。比方說，總是坐著或站著、一直保持相同姿勢時，會對身體某部分造成負擔，引發疼痛。同樣的道理，一直使用同樣區域的腦部，也會令大腦累積疲勞。

為了讓大腦各部分都能發揮作用，建議大家**利用假日，刻意做些平常不會做的事**。

舉例來說，平日總是坐在電腦前工作的人，放假時不妨走進大自然，讓身體動一動；平常從事制式作業的人，可以培養在假日畫畫或練習樂器等藝術方面的興趣，挑戰各種平常不會做的事。

通勤時，也盡量挑一條和平常不一樣的路線，吃吃看過去挑食不吃的東西等……舉凡這些生活中的小挑戰。此外，造訪沒去過的地方，參加有陌生人在場的聚會，和平常不會接觸的年齡層交流，都是很好的方式。

好奇心與探究心，正是腦細胞活力與成長動力的泉源。世上一定還有許多我們不曾體驗過的事，嘗試挑戰新鮮事，為大腦帶來新鮮的刺激吧！

## 同時讀兩本書，提高記憶力

我會同時交互閱讀好幾本書。有時在家讀的書有兩本、在公司讀一本，至少同時讀著三本書。多的時候，甚至曾同時讀四到五本，每一本都是不同種類的書。

這麼做的好處是，大腦為了因應不同書籍內容帶來的變化，必須拚命運作。有時為了努力記住現在讀的內容，有時則是要想起上次讀的內容。這樣的讀書方式，成為有效訓練記憶力的方法。

用這樣的方式訓練大腦，使其成長為面對各種狀況都能應付、抗壓性高的大腦。同步閱讀還有另一個好處，不管哪本書都不會讀膩，讀完一本書的時間變得很快。事實上，這是比一本一本分開閱讀、還更有效率的方式。

不過，閱讀並非只求快速。最近雖然流行速讀，追求用最少的時間閱讀。但是，若想消除腦部疲勞，我還是建議閱讀時最好在腦中描繪情景，仔細體會書中人物的心情。如此一來，能達到活化腦幹以及促進右腦的血液循環。

剛開始時，建議可以先同時閱讀兩本書做為練習，習慣之後，再慢慢增加同步閱讀的書本數量。

【後記】

# 步行運動，改變我充滿壓力的人生

試著回想，你是否也曾為了健康、解除壓力、甚至為了瘦身……挑戰過各種方法，卻對看不到效果而失望？因此，市面上充斥著許多健康法與放鬆術。

每當電視和雜誌層出不窮地介紹各種新方法，每次都讓人忍不住心想：「就是這個了！」便爭先恐後地加以實踐，卻又只會三分鐘熱度……我想，每次都以這種結局收場的人也不在少數吧？

可是，無法持續實踐並不是你的錯，而是過去的做法有問題。不過，現在你可以放心了。因為本書介紹的逆齡步行健康法，絕對不會讓你白費工夫。

讀完本書的你，應該已經充分理解為什麼要步行，以及步行帶給腦部的是什麼樣的效果了吧！再者，步行運動是任何人、隨時都能開始實踐的運動。無須特別準備，只要稍微提醒自己「走路時邁開大步」就可以了。光是如此，你就能深切感受到身心產生的變化。

我自己也是實踐這套步行運動後，實際體會到其中效果的人之一。從事心理諮詢工作超過三十年的我，經常被問到：「你自己當心理諮詢師，一定不會像一般人一樣有心理壓力吧？」我可以在此斷言，諮詢師也是普通人，當然會有心理壓力、會有疲倦的時候，有時也會感到消極沮喪。

承受不少壓力的我，就是使用邁開大步走路的方式，幫助心理和身體從疲勞中復原。走在斑馬線上時，一步跨過一條白線，使用超越身邊人群的速度向前走。還有，只要看到樓梯，一定用走樓梯取代搭電梯。

這麼做的時候，我總能明顯地感覺到頭腦變得更清明了。沒想到僅僅是十幾步的步行，卻能讓大腦徹底發揮作用，激發我的幹勁與能力，讓我有所成長。

據說，我們人類平常使用的只有腦部二%的區域而已。大腦裡還深藏著許多尚未開發的潛力，無論幾歲開始都不嫌遲，邁開大步走走，讓大腦發揮最大的力量吧！

書中以步行運動為中心，搭配「升級版健身操」和「大腦養生健康術」，本書內容都是我從過往的諮詢經驗中，精選出的祕訣和做法。你所要做的，只是付諸行動。

人生的喜悅不是等待別人賜予，而是要自己創造。所以，開始吧，下一步就邁開步伐，大步向前走。我打從心裡希望，你的未來充滿令人怦然心動的感動，在人生路上和許多開心與喜悅的事相遇。

最後，由衷感謝協助本書完成的清水靜子小姐、協助編輯工作的小川由希子小姐，以及為製作本書盡心盡力的各位。

Beautiful life 49

# 效果驚人！1:1逆齡步行法：

## 一週一小時、只用一成力氣，根除九成健康危機！


原著書名／脳が若返る歩き方
原出版社／中経出版
作　　者／美野田啓二
譯　　者／邱香凝
企劃選書／何宜珍、呂美雲
責任編輯／呂美雲

版　　權／黃淑敏、翁靜如、吳亭儀
行銷業務／林彥伶、石一志
總 編 輯／何宜珍
總 經 理／彭之琬
發 行 人／何飛鵬
法律顧問／台英國際商務法律事務所　羅明通律師
出　　版／商周出版
臺北市中山區民生東路二段141號9樓
電話：(02) 2500-7008
傳真：(02) 2500-7759
E-mail：bwp.service@cite.com.tw
發　　行／英屬蓋曼群島商家庭傳媒股份有限公司城邦分公司
臺北市中山區民生東路二段141號2樓
讀者服務專線：0800-020-299　24小時傳真服務：(02)2517-0999
讀者服務信箱E-mail：cs@cite.com.tw
劃撥帳號／19833503　戶名：英屬蓋曼群島商家庭傳媒股份有限公司城邦分公司
訂購服務／書虫股份有限公司　客服專線：(02)2500-7718；2500-7719
服務時間：週一至週五上午09:30-12:00；下午13:30-17:00
24小時傳真專線：(02)2500-1990；2500-1991
劃撥帳號：19863813　戶名：書虫股份有限公司
E-mail：service@readingclub.com.tw
香港發行所／城邦（香港）出版集團有限公司
香港灣仔駱克道193號超商業中心1樓
電話：(852) 2508-6231　傳真：(852) 2578-9337
馬新發行所／城邦（馬新）出版集團
Cité (M) Sdn. Bhd. 41, Jalan Radin Anum,
Bandar Baru Sri Petaling, 57000 Kuala Lumpur, Malaysia.
電話：(603)9057-8822　傳真：(603)9057-6622
商周出版部落格／http://bwp25007008.pixnet.net/blog
行政院新聞局北市業字第913號

國家圖書館出版品預行編目(CIP)資料

效果驚人！1:1逆齡步行法／美野田啓二著；邱香凝譯.
——初版.——臺北市：商周出版：家庭傳媒城邦分公司發行，民104.12
176面；14.8×21公分
譯自：脳が若返る歩き方
ISBN 978-986-272-932-8（平裝）
1.運動健康 2.健行
411.712　　104025110

封面設計／copy
排版設計／Wendy
印　　刷／卡樂彩色製版印刷有限公司
經 銷 商／聯合發行股份有限公司　電話：(02) 2917-8022　傳真：(02) 2911-0053

■2015年（民104）12月08日初版
■2016年（民105）01月25日初版3刷





定　價／270元

ISBN　978-986-272-932-8

Beautiful Life

Beautiful Life